人生の最後に笑顔で死ねる31の心得

# 幸福死

面對死亡的31個練習，
用你想要的方式告別

石賀丈士——著
洪逸慧——譯

contents

# 目錄



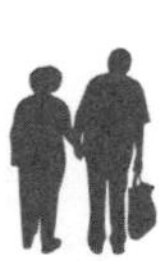

## 第二章 陪伴在側的家屬應該謹記在心的事～寫給希望開心照護家人的你



## 第三章 實現「自然死亡」～寫給希望笑著迎接死亡的你

# 前言

「在健康的狀態下驟逝」，並不是理想的死法。

我可以理解所有人希望長壽、健康硬朗、不生大病的心情。

可是，在某一天突然死去，**換個說法，等於是「猝死」**。因為心肌梗塞或是腦梗塞等原因猝死，確實可以不為家屬等身邊的人增添照顧上的負擔。

然而，這樣真的能夠稱得上是毫無遺憾地、為自己的漫長人生畫下幸福句點嗎？

我覺得，人在完全沒有預兆、某天突然離開人世的情況下，**在死亡的瞬間是會留有遺憾的**。「這件事還沒做」「那件事也沒能做」，在即將嚥氣之際，會懊悔得不得了。

舉例來說，如果在臨終前來不及和另一半、孩子或朋友等你所愛的人好好道別，你真的能夠甘心瞑目嗎？

又或者，你真正想做的事情，例如興趣或工作等，在半途而廢的狀態下結束，你真的能夠毫無怨言地步下人生舞台嗎？

**相同的問題，也能套用於我們突然失去重要的人之時**。

祖父母或父母親突然過世時，你會不會因為沒能在他們臨終前見最後一面而留有遺憾呢？你會不會想：「可以的話，真希望能夠實現他們的心願，盡可能讓他們帶著笑容離世」？

突如其來的天人永隔，對於被拋下的人來說，也是會留下一些遺憾的。

然而，就算不猝死，也不是所有人都能夠擁有「**幸福死**」。

近數十年來，人們親眼目睹雙親或親戚嚥氣的機會大幅減少，死亡漸漸被視為禁忌。

因此，國人變得不再認真去面對「死亡，這原本就會降臨在所有人身上的命運」。

造成人們視死亡為「恐怖」「伴隨不安」之物，將相關事宜全部託付醫院或是醫生，**因為所有人都不為死亡或是臨終照護做準備。**

不過，有方法可以解決這些「難題」。

我是專門診療重症末期患者的緩和照護醫師。這十五年來，我陪伴一千名以上的患者度過他們生命的最後一刻。

這些經驗讓我確信兩件事情。

首先，請不要把醫院裡的「人工死亡」視為理所當然。人也可以像是草木逐漸凋零般，安詳平靜地迎向「自然死亡」。

還有，請改變你對死亡的看法，確實做好準備。

只要能夠做到，**必然可以實現「幸福死」**，讓臨終者和送終者雙方都能度過無悔的最後一刻。

實際上，在我的患者中，許多去世者並未接受多餘的維生醫療。直到人生的最後一刻，他們都能夠活得有尊嚴，無怨無悔地撒手人寰。

當然，他們到底有沒有後悔，我沒辦法向本人親自確認。然而他們直到臨終前的所言所行，以及嚥氣時面露的安祥笑顏，讓我可以如此確信。

另外，許多陪伴在去世者身邊的家屬也告訴我，

「對於他的臨終照顧，我能做的都做了，沒有遺憾。」

「我可以接受一切，放手讓他走。」

他們的表情裡沒有悲愴，或者更應該說，他們因為盡心盡力直到最後一刻，所以表情釋懷而平靜。

**我認為，這樣的狀態才是最理想的死法，才是最理想的臨終照護。**

目前為止，關於去世、臨終照護的書不在少數，然而大多都是在「臨終者」或「臨終照護者」的觀點中擇一而述。

然而說到底，**如果不能讓「臨終者」和「臨終照護者」雙方都感覺滿意，所謂的「幸福死」就不成立**。

因此在本書中，我將以幾乎相同的篇幅來詳述雙方都能參考的內容。

再者，如前文所述，這些內容全部來自於我的實際經驗，因此一定能夠作為多數讀者的參考。

另外，在本書每一章的最後敍述了幾個實際的例子，他們都是我所診療的患者或其家屬。

例如，有一位女性雖然罹癌，但是夫妻兩人充分享受了旅行、美食、購物等共同喜好，最後她帶著恬靜的笑容離開。

有一位男性，他的子孫們從世界各地回到家，讓他在滿溢的親情中嚥下最後一口氣。

如果讀者能夠看見這些人臉上燦爛的表情，一定能夠了解我所說的絕非誇大其辭。

**「想要開心離世」「想要開心照護臨終者」**，這樣的願望是可以實現的，絕不是登天難題。

想要達成這個願望，首先你必須試著摒棄過去對死亡所抱持的印象，然後翻開此書，一頁一頁慢慢讀下去。

我想，你一定可以找到幾個實現幸福臨終的線索。

二〇一六年十二月

石賀居家照護診所院長　石賀丈士

【第一章】

# 五十歲後，思考自己的生命終點

在你還有體力時，應該做好的準備。

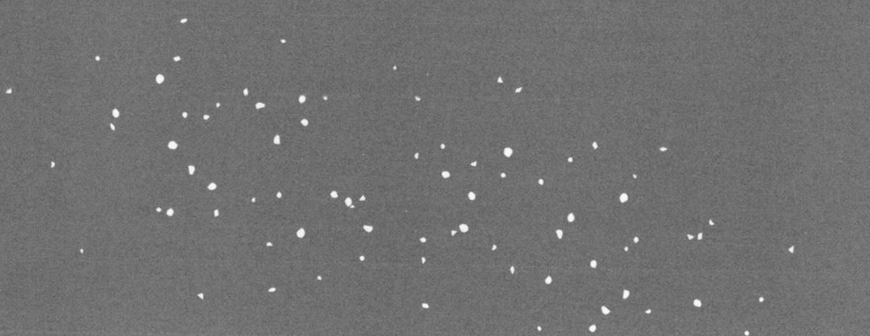

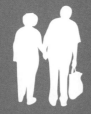

準備一

# 五十歲後，思考自己的生命終點～無憾的啟程準備

現在，日本人「關於死亡的常識」**極度缺乏**。因為對於自然死亡沒有認知，使得人們的思考一團混亂。

例如，一位九十七歲的爺爺在診斷出癌症末期的瞬間，喃喃地念著「我怎麼會突然得到這種病？」

另外，也曾經有一位男性以百歲之齡安詳離世，他的兒子卻大聲咒罵，「我父親一年前還健健康康的，怎麼就死了呢？我要控告醫生！」

我當然完全可以理解病人或是家屬口出此言的心情。

只是，讓我們試著稍微冷靜一點，你會不會覺得哪裡有些奇怪呢？

我的想法是這樣。

如果能夠硬朗地活到九十歲以上的年紀，本人和家屬都會感到心滿意足，這沒什麼好奇怪的。

然而，如果有人已經如此長壽，或是一位中高齡的成人有著超高齡的父母，如果再表現出前文所述的言行，我想那是因為他們**完全沒有著手進行早就該做好的「死亡準備」**。

過了某個年紀，人就必須做好心理準備。

以生物學的角度來看，我們要知道人在過了五十歲之後，死亡何時造訪都不奇怪。我就是想建議各位為了那關鍵時刻，好好認真思考「自己的謝幕方式」。

「這麼年輕就要思考自己的死，也太……」

或許絕大多數的人都這麼想。然而，**在愈早的階段開始準備，就愈能提升實現自然死亡、無憾離世的可能性，這一點無庸置疑**。

如果不為死亡做準備，事到臨頭可能讓你後悔不已。

例如，如果無法自行進食，連續使用經皮內視鏡胃造口（在腹部開洞插入胃管以攝取水分及營養的方法）十年以上，你覺得會發生什麼事？——全身攣縮（因肌肉或關節長期處於痙攣狀態或因缺乏活動，導致肌肉萎縮、關節扭曲僵硬，進而造成功能障礙及疼痛）。手腳彷彿是相纏的繩圈一般扭曲交纏。

事實上，在日本有許多病人在這樣的狀態下失去自主意識，家屬也全權委託醫院或是療養院，不再來探望。

如果病人可以在演變成這樣的狀況之前，認真思考「那一刻」的事，例如，「我不要做胃造口」「我不要進行維生醫療處置」，就不會出現這樣不幸的人了。

也就是說，**一個人是否提前思考自己的「死」，有可能左右他「活著」時的樣貌**。

我想，有許多人都認為「我至少能夠活到平均壽命」吧。正面思考是好事，然而如果你一直都這麼想，一旦遇上緊急狀況，只會茫然失措而已。

不僅如此，你甚至會很難接受自己所處的現狀。

從現在開始也不遲。

如果你已經年過五十，**就開始回顧自己過去的人生，培養面對死亡的思考**。然後，認真思索「我還有沒有想做卻未做的遺憾？」「臨終片刻我想做什麼？」等問題。接著提醒自己，盡可能實踐浮現在你腦海裡的事情。

如此一來，你活著的時間會更加充實，人生的最後一幕也必能在心情平穩的狀態，畫上句點。

我在醫療現場接觸病患及其家屬，遇上的情況真可謂形形色色。

有人即使是癌症末期，醫師宣告只剩幾個月的生命，他一樣能夠面帶微笑，開心度過剩下的每一天。也有人一輩子直到臨終都活得有尊嚴，在家人的守護下安詳嚥氣。

在我的印象中，這些人都有清楚的生死觀（關於生、死的想法），身為一個人，他們生、死都體面，甚至讓人感覺到莊嚴之美。

我希望自己在迎接最後一刻到來時也可以如此，我透過每一天的診療來「修行」。

**你希望自己到了八、九十歲，嘴裡還念著「我還不想死」嗎**？你希望自己還抱怨著「我這個也沒做，那個也沒做」嗎？或者你會希望在五、六十歲就能說出「我的人生真是太美好了」，開心度日直到最後一刻呢？

你希不希望自己在關鍵時刻可以毫不迷惘，**帶著「我已經沒有遺憾」的心情，沉浸在滿足感中，踏上旅程呢**？

這對你來說真的是非常重要的事情。請試著思考看看。

準備二

# 現代人的死亡常識既荒唐又扭曲~不了解「自然死亡」

身而為人，我想如實地生活，我想活得像自己。

近年，像這樣重新審視自己生活方式的人愈來愈多。

這當然非常好。如果可以認真思考對自己而言最自然的生活方式，並且加以實踐，就能度過充實的每一天。

可是，在為一千名以上的患者送行之後，還有一件事情，我希望大家也能夠認真思考。

那就是，「**如何能夠自然死去**」。

我認為，能夠做到「自然生活」並兼顧「自然死亡」，才能無悔地、心滿意足地演完人生的最終幕。

話雖如此，還是有人對於「自然死亡」一詞感到疑惑吧。畢竟，**現在日本國內對於死亡的認知，處於非常不自然的狀態**。

正因如此，才會有高齡長者如前文所述，說出那樣的話。

很久很久以前，人類的平均壽命只有二十幾年。一百萬年前的人類和其他眾多生物一樣，順從「產子後身亡」的自然界法則，迎向生命終點。

人類的平均壽命在七、八十年前延長到五十歲左右。生活環境水準提升、飲食內容大幅改善都是原因。從生物學的角度來看，「繁殖能力衰竭之後便走向死亡」是極為自然的事。

然而，時至今日，日本人的平均壽命是八十幾歲。人類花了約一百萬年的時間才延長三十年的壽命，在短短的七、八十年間，竟又延長了三十年。主要理由無疑是因為醫療水準的躍進，才使得日本人的壽命長到超乎自然法則的程度。

長壽，幾乎對所有人而言都是可喜之事吧。

然而在另一方面，長壽也帶來了極大的弊害。因為醫療能將壽命延伸到戲劇化的長度，不少人都抱持著**「只要到醫院接受治療就能長壽」的「錯覺」，而逐漸忘卻任誰都終將一死**。

其實，在生物界有三種死，只要演變成如此情況，都意味死亡。無法與他人交流的「社會死」，無法自主飲食或排泄的「生活死」，以及盡了天命的「生物死」。

在人類以外的生物身上，這三種死的步調幾乎一致，這是理所當然的。如果因為受傷而遭同伴群體拋下，便容易遭受天敵攻擊。無法隨心所欲走到有水、有食物的地方，便會陷於何時命喪黃泉都不奇怪的境地。

然而，**現狀是，這三種死亡之間有著極大的時間差**。即使因病在家、在病房足不出戶，人也不會立即死亡。

即使無法飲食、排泄，只要借助體內插管或看護的協助，就不會馬上死亡。

無法自主飲食、排泄之人，也曾經有過繼續活上三十年的前例。

**大家覺得怎麼樣呢？**

你是否覺得，現代人的死亡處在極其沒有常識、扭曲的情況下呢？

只要委身在這樣的環境之下，要意識到自己自然死亡的機會，幾乎是零，更遑論要確立自己的生死觀。

我擔心如此一來，自然死亡將理所當然地愈來愈難以實現。

準備三

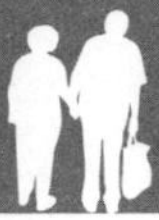

# 寫下「死前想做的十件事」

## ～從能力所及的事情開始實行

所有人都不知道自己什麼時候會死。

可能因病，也可能因為遭遇地震、火災等天災，或捲入車禍、犯罪事件等人禍，這些都不無可能。

即使沒有特定原因，人也會因衰老而身亡。這樣的說法或許聽起來有些冷血，但人類的死亡率是百分之百。

這意謂著，基本上我們「**現在當下是最健康的**」。

也意謂著，「**我們的健康程度會逐日降低**」。

思考一下你就會了解，如果在日常生活中一直沒有意識到死亡，久而久之便會連這麼理所當然的事都給忘了，這就是人類。

可是，不需要沮喪。你不覺得，反正人終將耗盡精力死去，我們更應該將自己想做的事情一件件付諸實行，不是嗎？

我身為緩和照護醫師，有一個問題一定會詢問患者本人。

那就是，**「在人生的最後，你想做什麼？」**

在得知病人的答覆之後，我會拜託家屬，「請盡你們所能幫助他實現願望」。

當然，即使是在罹病之前，想想自己「人生最後的願望」也是沒有任何損失的。

倒不如說，愈早思考愈好。**而我希望你在過了五十歲之後，更加具體思考這個問題**。

如果你無法想像自己人生的最後一刻，那麼也可以將思考的內容換成「人生結束之前我想做的十件事」。

只是，在這樣的情形下，請你盡量不要採取「退休之後我想做……」「七十歲時我想做……」的思考方式。因為這些計畫的前提都奠定在你一定能夠健健康康活到那個時候。**沒有人能給你這樣的保證**。請你轉換思考模式，優先進行「現在想做的事」，再一件件加上「人生結束前想做的事」，這是比較理想的做法。

想好十件事情之後，我建議你記錄在筆記本或是其他地方，從「現在立即可行之事」開始著手，一步步付諸實行。

一旦付諸行動，在這十件事情當中，或許也包含了讓你感覺麻煩的內容。如果遇上這樣的情況，請試著回想我前文所言。

如果你意識到自己不知道什麼時候會變成什麼樣子，振奮自我的力量便會從內在湧出，再如何勉為其難都會著手進行。

只要有這樣的幹勁，除非所費不貲，否則**幾乎所有的願望都能實現**。

我在四十歲的時候開始寫下「死前我想做的十件事」。

其中內容包含了「去找影響我至深的小學老師」。

我隨即打電話給一位當時的好友，連絡圈從此迅速擴展，大約三個月之後，睽違二十七年，我們舉辦了同學會，老師也共襄盛舉。

願望清單，因人而異。

「想參加喜愛歌手的演唱會」「想再去旅行一次」「想向恩人道謝」「想為過去的錯誤向人道歉」等等。

專注於人生的終點去思考，對於外相的執著和莫名的自尊都會一點一點褪去，而得以用最真實的自我來思考。你也沒有必要在乎其他人的想法。

然後，**在實現一個願望之後，再加入一個新的**，**一件一件實行你想做的事**。

如此一來，當死神降臨，你就不會感到遺憾，懊悔著「我還有心願沒實現」。

準備四

# 每一天都是最後一天～罹癌也能有尊嚴、美好的臨終

佛教界有一句很棒的話，「一日一生」。

如果我們像這句話所說，用**「今天就是我的一輩子」**的心態來度過每一天，我們一定會去做許多事情讓自己可以沒有遺憾。對於有限的時間，任誰都會好好珍惜。

這樣的心態也會形成一股能量，讓你一件接著一件去完成「現在能做的事」「現在想做的事」。

即便醫師告知罹癌，只要體內深藏著這樣積極生活的靈魂，就一定能夠鞭策我們活得忠於自己，直到人生的最後一刻。

因此我深信，**有這樣的生活方式做基礎，未來一定有著無憾的「幸福死」**。

我親眼見過許多對自己的臨終有心理準備，真正用一日一生的態度來過生活的人。

一位診斷出癌症末期的四十多歲男性高中教師說，「為了學生著想，我想為他們上課直到最後一天」。他以醫療用麻藥抑制身體疼痛，直到離世前幾天都還站在講台上授課。

另一位六十多歲的男性縣議員也是一樣。在發現罹癌之後，他說，「贏了下次選舉我才要死」。他真的去參加競選活動並且當選。兩天之後，撒手人寰。

當然，不只有堅持在工作崗位直到最後一天的例子，我也記得有許多病患在與他們所愛的家人、重要之人的情感更加增進後才微笑去世的例子。

無論患的是什麼病，都可以用一日一生的心態來度過餘生，迎接幸福死的到來。

**在醫師宣告罹癌的當下，許多人會以為接下來什麼事都不能做了**。**沒有這回事**。

對於如此畏懼癌症的患者，我總是向他們這樣說明，「癌症是一種加速老化的病，因此不需要靜養」。

例如，如果癌症已經進入末期階段，我會以稍微短於平均壽命的八十歲為基準，告訴他「你現在六十歲，對吧。請試著想像在接下來的一年之內，你將老上二十歲。請你用這樣的心態過接下來的日子。」

沒錯。**老化的速度增加，正所謂一日一生**。

如果你是期待半年旅行一次的人，考量老化的加速，你甚至可以將旅行的頻率增加到一個月一次。

話雖如此，和在車禍中身負致命重傷的情形比起來，癌症患者的剩餘時間更多，至少還可以一件件實現自己的心願。

說起來，癌症本身是細胞中ＤＮＡ（遺傳基因）的複製錯誤，是所有人體內都會發生的現象。因此，請不必因為在檢查中偶然發現小小的癌症，就陷入極度的恐慌、焦慮。

也就是說，我希望你淡然但確實地去實踐一日一生，開心度過每一天。

只要能夠持續過著這樣的生活，就一定能夠步向無憾臨終的結局。

準備五

# 生死並非對立的兩極~生生生生生生死

「大家認為『生』和『死』是什麼樣的關係呢？」

如果在演講中拋出這樣的問題，百分之九十九的人的答案都一樣，「一定是相反的嘛」。如果是學校作業，這或許是正確答案。在國語課的填空題，如果「生」的另外一邊有空格，填入「死」就能得分。

然而，如果把這個問題當作是「生命教育」的課程內容，對於「生與死是正相反」的答案，我是沒辦法給分的。

生與死，不是對立的兩極，也不是相異的兩件事。

生與死的關係是一脈相連的。

所有人的生命都一樣，「**生**」**如河流一般連綿不斷，最後以「死」來畫下句點**。

也就是說，如果以文字來表達的話，不是「生　死」，而是「生生生生生生死」這樣的形式。

正因為現在是超高齡化社會，醫療水準大幅躍進，所有人才應該重新認知死亡，這件緊接在連續的生之後會發生的事。

然而，當我在醫療現場和病患談話，**還是有不少人認為生和死就如同硬幣的正反兩面**。因此，一旦聽見醫師宣告罹癌，他們會感覺自己的人生彷彿從「正面的生」，被強制翻到「反面的死」。

更糟的情況甚至會固執地認為「死是忌諱」，一直想著「我不要到另外一個世界去」。

如果能有更多人恢復人類原本的思考邏輯，在醫師宣告罹患重病之時，就能夠減少陷入恐慌、眼前一片空白的情況。

然後可以思考，「啊，生命至此，我在人生的延長線上看見了死亡。既然如此，還有一年的時間，我就盡情享受吧。」

當然，我並不是在勸各位放棄生命。

我只是因為實際見證了許多治療和臨終場面，所以覺得現代人應該以更積極正向的態度來接受死亡。

**改變對於「死亡」的想法，「生命」也會跟著改變。**

準備六

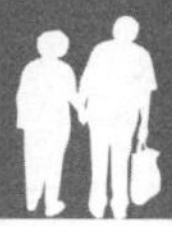

## 在身體健康時，自己主動提出「死亡」話題～「提早準備」以避免不必要的痛苦

到目前為止，我談及了一些重要事項，告訴大家為了迎向無悔的人生終點，我們能趁著體力和精神都還健康的時候做些什麼。

我主要是針對關於「生」與「死」的想法來談。我建議大家，**當你在腦海裡最終梳理出自己的生死觀之後，請在平日裡就盡量說給家人聽**。

為什麼呢？因為到了死亡變得具體而確切的階段，你和家人都可能無法冷靜下來好好說話。最理想的狀況是可以在日常生活中，把它當作是一個普通的話題來聊。

如果家人之間從未談論過此類話題，你可以自己主動開始談論你對死亡的想法。

如果你是家中年紀最長的，大家會心知肚明，一般情況下你將是最早離世的人。家人因為有所顧慮，或許從他們的立場很難主動提及這個話題。

只是，請不要一開始就說「我有重要的事情要跟你們談」，不需要在嚴肅的氣氛下具體討論。

你可以找個契機，例如在自己的生日、孩子的成年禮那天，或在得知媳婦懷上孫子的那一刻，**若無其事地開始談論關於生命**。

在談過幾次自己的生死觀之後，就可以提及具體的內容，例如，「將來無法自主飲食時，要不要做經皮內視鏡胃造口」，或是「已經沒有意識的時候，還要不要打點滴」等等。

如此一來，你就可以更容易將自己的想法傳達給家人。而他們也會針對你的想法，表達確切的感想或意見。

當然，就算所有家人針對你人生謝幕的方式達成了結論，經過一段時間之後，難免有些人的想法會改變。事實上，可能也有人在當時並沒有說出真心話。

因此，請你平日裡就反覆談論此話題。**即使親如親子，如果不從平常就多聊，是難以有共識的。**

從我的經驗看來，能像這樣聊天的家庭，十家恐怕只有一家吧。

這樣是不行的。

如果你沒有說出自己所期望的迎向生命終點的方式，在治療和醫療處置的所有面向都會發生問題。

舉個簡單的例子，當醫生向重度失智症患者確認意向，詢問「你同意我們現在進行○○處置嗎？」無論患者點頭或是搖頭，我們都無法判斷他是否在理解問題的情況下做出回答。

而且，愈是像教學醫院這樣的大型醫院，愈不會鉅細靡遺地一一向本人進行確認。只要得到家屬同意，幾乎所有醫師建議的治療或是處理方式就會開始執行。

此時，如果家屬也沒有一定的主見，簽下了許可書「同意醫生建議」，那麼，**就算之後反悔，也覆水難收**。

最糟的情況就是，沒有人希望進行的治療或是醫療處置，到最後還是被執行了，而這對患者而言意味著承受不必要的痛苦。

這與幸福死正是背道而馳。

如果你想笑著迎向生命終點，就從**思考善終的方式**開始著手。然後將你的想法傳達給家人等重要的人，這將成為一股溫柔陪伴你的力量。

## 去世前一個月，開心舉辦盛大親友聚會的女性

### N女士（八十六歲）的例子

N女士的肝癌病情已經進展至末期，所以來到了我的診所。然而她確實活出了自己的人生直到最後一刻，她成就了一場理想而美好的告別。

N女士過去是一個人住。住在她家對面的妹妹負責她日常的照顧和護理，那身影誠可謂犧牲奉獻。

聽N女士和妹妹說，她們在發現罹癌之後心裡有一個遺憾，那就是親戚們不再像從前一樣相約到外地旅行。

N女士和所有親戚感情親密，身體還健康的時候，親戚們一個月會相聚一次。以N女士為中心，兄弟姊妹、甚至是外甥、姪輩都一起參加，有時泡溫泉，有時辦宴會，在開懷暢笑中感情益加緊密。

這樣的親戚聚會舉辦了幾十年，在N女士檢查出癌症之後，一方面也是因為她

本人沒有心情了，所以停辦，甚為遺憾。

可是當N女士跟我聊到過去的親戚聚會時，她的笑容實在燦爛。因此，我馬上就明白了。

對她而言，親戚聚會的價值是無可取代的。如果就本書的內容來說，這就是「臨終前想實現的心願」。我直覺判斷，如果不再舉辦一次，她一定抱憾而終。

於是我向兩姊妹說，「要不要再舉辦一次親友聚會呢？」「正因為知道罹癌，才更應該做妳最想做的事情啊。」

後來，所有人明白了我的目的，舉辦了睽違數年的親友聚會，而且他們辦了三天兩夜的旅遊，一晚住宿在相鄰於N女士出身地的岐阜縣下呂溫泉，另一晚則回老家探親住宿。

他們告訴我，在溫泉地舉辦宴會的時候，所有親戚一起為N女士提早兩年慶祝米壽（譯註：八十八歲壽辰。因為黃色象徵天上太陽、地上沃土等大自然恩典，因此日本習俗上會致贈黃色頭巾、厚棉坎肩、坐墊等，祝賀壽星日後身心康泰）。

N女士穿著家人精心特製的厚棉坎肩，笑容如同衣著的黃色一樣燦爛。從親戚們的表情也能看得出來，這次的親友聚會多麼令人愉快。

聚會之後約一個月，N女士離開了人

世。後來，總是陪伴在N女士身旁的妹妹告訴我，「最後能再舉辦一次親友聚會，真的是太棒了。」她的表情充滿「盡所能做的無憾」，沒有懊悔的眼淚，語氣十分溫和。

我想，N女士生前的心情，一定也和妹妹一樣吧。

【第二章】

# 陪伴在側的家屬應該謹記在心的事

在他還有體力的時候，你會想先知道的事情。

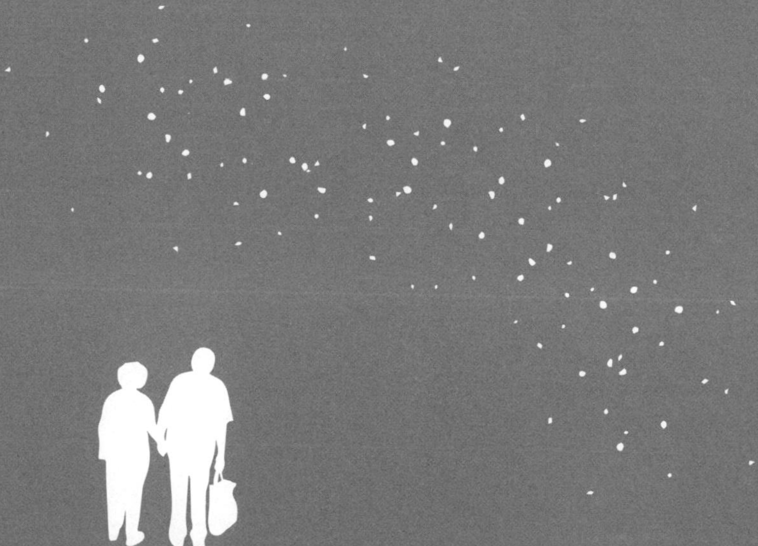

準備七

# 以假設性問題問出病人對死亡的看法～也讓家人更能夠接受

一個人在一生即將結束之際，大部分的情況下，身邊的人都會參與最後一程。例如，一位父親會有妻子、孩子隨侍在側，即使是獨居者，多半也應該會有親戚或鄰居陪在身邊。

第一章的內容，我主要針對「自己本身」如何迎接幸福臨終，寫下當事人應有的心態。然而，這樣的心態，也就是「必須提前為死亡做準備」的這件事，對陪伴者而言道理也是一樣的。

我認為，**唯有「臨終者」和「照護者」雙方都打從心底認同，這最後一哩路才是名符**

**其實的幸福**。

當死亡具體浮現腦海之後，無論是患者本人或是陪伴家屬，往往都無法冷靜對話。

因此，我建議各位在死亡變得具體的前一個階段，也就是**從平常還健康生活的時候，就開始談論彼此的生死觀以及死後的願望**。

只是，此時經常會發生一個小問題。

很多為人子女者會說：

「我爸媽從未和我們談過生死觀，他們還這麼健康，我怎麼敢問呢……」

的確，在現代，大家從平常就拒死亡於千里之外，當雙親還健健康康的時候，或是面對自尊甚高的長輩，要正面詢問其生死觀或許相當困難。

如果更具體地詢問，「如果癌末或是失去意識，那個時候你會希望我們怎麼處理？」老人家或許還會勃然大怒「不要觸我霉頭！」然後再也不願聽到一樣的話題。

為了避免這樣的情形，**一開始最好先從你自己「對於死亡的看法」開始談起**。然後像是找對方商量心事一樣，談論你的想法。

例如，為人妻或為人子女者可以說，「如果我遭遇車禍，傷重沒有意識、無法言語，或是呈現完全腦死狀態的話，我希望你們不要幫我裝上人工呼吸器。」

或者，為人子女者可以說，「如果我罹患早發性失智症，連爸爸你是誰我都認不得，無法獨力進食的時候，我希望你們不要幫我做經皮內視鏡胃造口，或是用點滴來維持我的生命跡象。」

然後接著才問，**「爸爸，你覺得呢？如果是你的話，你希望我怎麼做呢？」**

像這樣，先從你自己的生死觀談起，詢問對方的意見，就像是不知道這樣的想法到底妥當與否一般。大部分的情況下，你都會得到一些回應。可能對方會說，「不不不，如果你變成那樣，我還是會想辦法讓你活著」，或者也可能是「好，我知道了。」

無論如何，在得到對方這樣的回應之後，你再試著詢問「如果是你的話呢？」話題會出乎意料之外地順利展開。不過，有些人即使你什麼都不問，他也會自己開始說起萬一的時候，他的期望和生死觀。

有了這樣的開端，之後彼此再聊起同樣的話題，就不會再感覺那麼難以啟齒了。

**將「臨終照護者的假設」發展成為「臨終當事人的假設」，透過循序漸進的對話來深刻思考**，然後，和對方達成共識。來到我診所的患者及其家屬，也是像這樣為他們將來「無悔的臨終照護」踏出第一步。

準備八

## 採取「照護」的觀點而非執著於「治療」～「辛苦」可以轉為「幸福」

現在，生病的人幾乎都只將注意力放在「痊癒」和「接受治療」。有時候，真的是一家人團結一氣，「拚了命」也要把病治好。

然而事實上，**九成的病是治不好的**。

我不得不說，想要將疾病從身體去除，讓存在於現實中的疾病徹底消失，也就是治癒（cure），在現代醫療的領域中是極為困難的。百分之百痊癒雖然理想，然而能達成的卻只有一小部分人。

如果不顧這樣的事實，繼續執著於治癒，結果治療疾病彷彿變成了人生的最重要目的，從綜合的面向來看，這樣的做法可能蘊藏著降低「日常生活品質」的風險。如果家屬對於治癒疾病的執著程度，高於患者本人，**患者本身所承受的壓力一定很大**。

當然，治療疾病、改善現實狀況的治癒觀點也很重要。

我認為，人們也需要抱持著與疾病共生，盡可能平靜度日的照護（care）觀點。

即使無法改變生病的現實，只要給予適當的照護，人的心態可以大幅轉變，這絕非難事。例如，高血壓患者可以在日常生活中注意飲食及運動，同時配合服藥抑制症狀。

這正是高血壓這項疾病的照護方法，讓患者盡可能維持正常生活。

當然，沒有人會為了根治高血壓而接受心臟或血管手術。畢竟無法保證動了手術就能完全痊癒，如果斷然實行，患者連原本理所當然的日常生活都會失去。

如果太過執著於完全治癒，大概都會演變成這樣的情況。

**換成癌症，情況也是一樣的。**

尤其到了末期階段，如果一直執著於完全治癒的話，患者本人在肉體和精神上可能都無法承受。

因此，患者將可能度過極為難熬的一段時間，想當然耳，想要迎接無悔臨終，也會變得非常困難。

我認為，如果癌症已經沒有辦法藉由手術完全切除，與其執著於完全治癒，不如思考最妥善的照護方式，才是為患者著想。

患者本人想做的事，就盡可能提供協助，完成他的心願。如果已經無法像過去一樣進食，那就替他想想看，什麼樣的食物可以讓他吃得津津有味。

像這樣**協助患者本人縮短理想與現實的差距**，才能在日常中帶來歡笑，未來也才能連結到無憾的善終。

「辛」這個字，只要再加上一橫就變成「幸」。請記得，陪伴家屬的照護觀點，將是左右能否加上這一筆的關鍵。

準備九

# 無可原諒之人也一樣要去面對～為了不背負沉重十字架

世界上有不計其數的家庭，環境各自不同。即使是乍看之下和樂的家庭，或多或少都還是有煩惱。

這樣的煩惱如果是**家人間的感情糾葛或不睦**，則又將產生一個新的問題，「該如何與彼此相處直到患者的最後一刻」。

家人之間雖然血脈相連，然而總是會有一些人讓你只要想到過去他對你的所言所行，就無法原諒。這個人即使檢查出罹患重症，你也不想照顧他。

但是，這麼做又好像太過於冷酷無情。**到底該怎麼辦**？為此煩心之人不在少數。

實際上，也有許多家屬來找我商量類似的問題。

「我的父親自幼對我暴力相向，我無法原諒他。只是，他診斷出罹癌，我不知道該不該照顧他。」

「我的女兒在十五年前未婚生子後沒多久就把小孩丟給我，和不認識的男人私奔去了。之後音訊全無，我早就當作已和她斷絕了母女關係。可是她最近檢查出子宮癌末期，醫院聯絡我，希望我能接手照顧她，我很煩惱。」

除了暴力和不孝，還有過度地重男輕女、金錢糾紛、子女教養問題等。過去的精神創傷形成了「疙瘩」，以至於無法好好對應目前的情況。

過去你遭受了多少不愉快，忍耐了多少委屈，明眼人或許都看得出來。

然而，就我的經驗而言，即使你再怎麼討厭對方，如果在他死前你都沒有付出任何照顧，**很多人事後都會自責**，「**我竟然見死不救**」「**我居然任由他自生自滅**」。

這樣強烈的情緒衝擊，恐怕非常可能會一輩子留在你的心底。

正因為如此，我希望你試著好好面對自己，好好聽聽內心深處的聲音。

過去，你遭受了百分之九十九的不愉快，現在則相當於剩下來的百分之一。面對眼前的家人，如果你不出手相助，在他過世之後，你會不會後悔？你會不會揹著「見死不救」的沉重十字架過一輩子？

如果你會興起罪惡感，覺得「我或許會」的話，選擇陪伴在側的這條道路是比較好的。

只是，兩人之間長年的摩擦，加上又是「無可原諒之人」，實際上要著手進行，或許需要一點契機。

你可以正面思考，「**如果好好照顧他，我自己應該也能在這個過程中更加成長**」，將這樣的想法化為你的原動力，內心和身體應該就能夠慢慢開始行動。

但也因人而異，有些人或許需要更乾脆明確的想法來鼓舞自己。

「我來照顧他，就把他的年金當作是我的薪水好了。」

「我來照顧他，反正最後可以拿到他的保險金和遺產。」

即使是以這樣乍看令人不齒的想法來踏出第一步，把它藏在內心深處，去照護陪伴他，我覺得都可以。

為什麼會這麼說呢？因為我曾經數次見證，原本不睦的家庭關係，透過照顧，隨著時間經過而奇蹟似地改善。

如果什麼都不做的話，家人間會一直互相仇恨，直到永別。然而，**正因為死亡就在眼前，彼此才能夠打開天窗說亮話，甚而進一步和解**。

我並非一概而論，要求無論什麼樣的家庭、再如何無法原諒的對象，只要生病了，你都得照顧他。

我只是想勸你，在決定自己的下一步行動時，不能單以過去做為判斷的基準，你也應該在腦海裡想像未來的畫面，如此來思考才是。

準備十

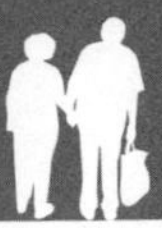

# 將醫師宣告內容善用於日後生活～轉負向為正向

當人徘徊在人生的最後關頭時，一定得面對的，就是告知問題。

首先，是接受醫師告知。其內容重點有三類，「**病名告知**」「**病情告知**」「**餘命告知（預後告知）**」。

關於病名，我認為，務必要請醫師告知，並且應該傳達給患者本人。

舉例來說，在告知「癌症」這個病名之後，患者本人的想法是會有所改變的。

曾經有患者吐露，「我雖然現在還活著，然而已經第一次預見死亡。」即使是過去從未意識到死亡的人，**也會從這一刻開始具體為自己無悔的臨終做準備**。

如果患者是「沒試過所有治療方法就不甘心」的人，只要經濟上寬裕，就可以從最先進的醫療到最新的健康輔助食品開始嘗試。有一長串心願清單的人，也可以立即開始一件件著手執行。

然而，如果連病名都不告知患者本人，他將維持和過去相同的生活方式直到臨終。其結果將造成他無論在醫療面或是生活面，都無法實現他想做的，抱憾而終。

也有極為少數的患者會說，「關於死的事情，我都不要聽。」如果是本人希望如此，那麼就不需要告知患者病名，然而家人之間一定要周知、詳細了解病情。家屬可以陪伴，在日常生活中從旁觀察患者有沒有想做的事，協助他完成。

另外，關於病情告知，我認為，除非本人排斥，否則基本上應該要傳達給本人。告知病情最大的好處是，**藉由告訴患者疾病現在的狀態，可以讓他同時理解未來將產生的症狀**。

除了可以在早期做好面對這些症狀的心理準備，也可以預先具體想像自己在不久的將來即將消失的能力，提早做規劃。

例如，如果告知病人「因為癌症已經移轉至腦部，今後隨時都可能發生痙攣」，如此一來，他就能判斷，「那我就不要再開車或騎車了。」

相反地，如果沒有正確傳達病情，只有告知患者原發（一開始發現）的大腸癌，那麼就可能造成他想開車就獨自開車出門，進而造成危險事故的後果。

由此可知，病情的告知與提高日常生活的安全緊密相關。

而關於餘命告知，說實話，我曾經猶豫過。

當然，如果患者本人明確表示「我想知道」，那麼基本上就應該誠實告知。

然而，如果患者本人沒有特別表達意願的話，因為餘命告知的內容明顯比前述兩種告知更加沉重，因此應該要在充分考量患者本身的性格之後，再來判斷是否進行。

不過，所有的醫生都不知道正確的餘命。**即使身為一個緩和治療醫師的我，大概也只有在餘命剩下約一個月左右的階段，才做得到正確預測**。

事實上，也有許多例子是醫師宣告餘命剩三個月卻活了一年，亦或是宣告餘命還有半年，卻在三個月後一命嗚呼的。

說得更誠實一點，醫師在宣告所剩天數時，做的都是最壞打算。因此，如果醫生宣告的餘命比預期要短，陪伴的家屬可以用比較樂觀的心態來對應。

比方說，「雖然只剩下三個月的壽命，但情況好的話，可以再活上三年呢！但最糟的情況是三個月，從今天開始就過著不留遺憾的日子吧。如果可以一直活下去的話，那不是很幸運嗎？」

也就是說，無論接受的是三種宣告裡面的哪一種，不要只是負面看待，**請從告知的內容裡找出可以正面思考的要素，善用於今後的生活之中。**

準備十一

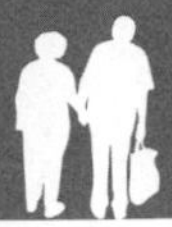

# 旅行、吃美食、拍紀念照，創造美好回憶～提升病人的自信和免疫力

如果家中有人罹患重病，家屬總是會說，「等你好了，我們就去旅行」「等你出院了，我們就去吃好吃的」，一方面也是為了鼓舞患者。

我了解家屬都是為了多少給患者打一點氣，才會提出這些未來的目標。

只是對於死期就在眼前的人來說，**比起「不知何時才能實現的目標」，「現在就能做得到的事情」更加重要**。為了讓這些心願能夠盡可能順利實行，陪伴者的引導非常重要。

檢查出來的疾病即使是癌症末期，半數以上的患者一開始都還能行動自如。然而，他們都有著某天可能失去行動能力的隱憂。

正因如此，只要患者不是極度厭惡外出，我們就應該**盡可能帶他們出去**，不是嗎？

關於目的地，只要患者本人還能說出自己想去的地方，那都無所謂。溫泉地、國家公園、世界遺產都可以去。

如果你有些擔心遠行，可以和主治醫師商量調整藥物，也可以委託相關業者安排司機或是看護。

如果難以遠行，到附近的百貨公司或是林蔭道走走也很好。

「那間百貨公司在舉辦北海道美食展，我們去買螃蟹來吃吧。」

「附近的林蔭道櫻花盛開，我們去照張照片留念吧。」

像這樣，不只是邀約患者外出，還要配合他的性格或是喜好，告訴他外出的目的。

依據病情的進展程度及種類的不同，有些患者可能不太能夠活動。像這種情形，可以利用生日、聖誕節、結婚紀念日、父親節、母親節等，準備他所喜歡的食物，或是攝影留念，開心度過。

像這樣實際實現自己的心願，患者的自信也會增加。
而且開心度日、情緒正面積極，也能夠提升免疫力，增強對抗疾病的抵抗力。
如此一來，**無價的回憶將能帶來無悔的臨終**。

# 在先生的陪伴與支持下實現所有心願的女病患

## Y女士（六十七歲）的例子

醫師宣告Y女士罹患了癌症。

據說那個時候，原發性的子宮頸癌已經擴散至腹膜，即使接受抗癌藥物或是放射線治療也不見其效果。

後來，癌症又移轉至小腸。到了我診治的階段，Y女士的鎖骨下方已經插入高卡路里點滴用管，腹部也裝有人工肛門。

可是，Y女士的意識十分正常，也因為她原本就個性開朗，對診所內的工作人員總是笑臉相迎。

而她也充分理解我們所說的，「積極去做『想做的事』提升免疫力，是非常重要的」。

再加上她除了定期接受居家診療之外，也會外出旅行、購物、參觀美術館等等，打從心底享受每一天的生活。

強而有力支持著Y女士的，正是她的

先生。她先生因為小兒麻痺的關係，行動並不方便。

可是他能夠將人工肛門便袋、替換點滴等日常照護都做得很好，外出時也一起行動，時時照顧妻子所需。他們還曾經帶著愛犬享受兩天一夜的旅遊。

陪伴在側的先生之溫柔體貼，在工作人員之間引起一片好評。

有一天，Y女士笑著這樣對我說。

「因為生了這場病，我過去的心願得以全部實現。」

「我再一次體會到我先生的溫柔體貼，也很感激他一直照顧我。」

「我現在是最幸福的時候。認識很多人，他們都對我很好，我真的很開心。」

沒多久之後，Y女士便去世了。

遺照是用她穿著婚紗微笑的照片，而棺木中的她，則身著旗袍。

在她還健康的時候，曾經數次和先生到東南亞旅遊。如果不是因為罹癌，這對夫妻應該早就移民新加坡了。

Y女士的先生真的盡所能完成了她所有心願，直到嚥氣的最後一刻。

他們夫婦兩人將一般憂愁苦惱的際遇，完全轉化為開心幸福的回憶。我實在敬佩他們。

【第三章】

# 實現「自然死亡」

在你和疾病共生的時期，會想先知道的事情。

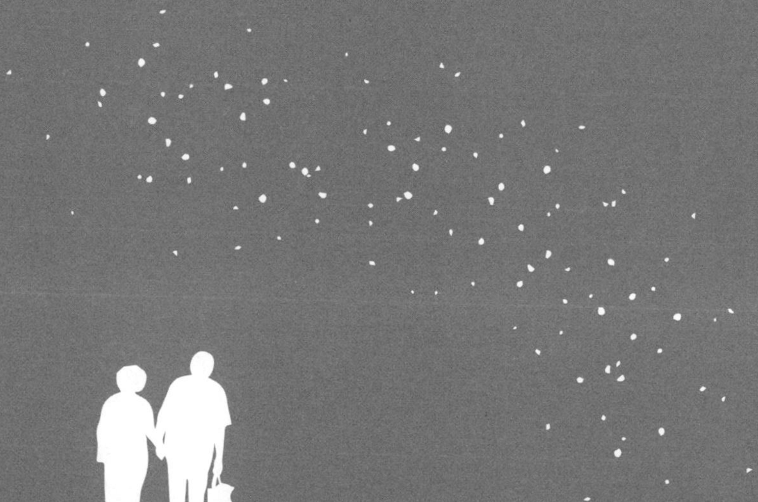

準備十二

# 維生治療讓你離自然死亡愈來愈遠～點滴和經皮內視鏡胃造口也可能造「惡」

當你自己得知罹患重病，餘命所剩無幾的時候，你會選擇什麼樣的治療方式呢？你會重視長久存活，總而言之能多活一天是一天，甚至已經做好心理準備，希望接受維生治療，即使要過著與疾病壯烈纏鬥的生活嗎？還是你會覺悟到死期將近，與其在受苦的狀態下延命，不如先行思考如何能夠迎來幸福的臨終？

如果你的生死觀已經確立，家人也都充分理解，那麼，在治療初始的階段或許就不會有所猶豫。

只是，**針對重病患者「理所當然的治療」，有時候其實會變成「意料之外的陷阱」**。

因此，我希望在此做一些說明。

首先，是點滴。

眾所周知，針對罹患重病而無法以口進食的人，在醫院裡多傾向於使用靜脈注射點滴。不知道是不是因為這樣的緣故，不少人認為只要打點滴，「就能充分補給營養」「也有改善疾病的效果」。**這是極大的誤解**。

在這些病例中所注射的點滴液體，成分基本上是水、鹽和砂糖。因此，一瓶五百毫升的點滴，熱量約只有一百大卡，其主要功能不過只是「水分補給」。

說得極端一點，**與其打一瓶點滴，倒不如吃一支冰淇淋，你所攝取到的營養還更多**。點滴的成分因為只有水、鹽和砂糖，因此並沒有治療或改善重病的效果。

即便如此，病人在醫院裡一旦要打點滴，都是一天打三瓶五百毫升的點滴，也就是將一點五公升的水注入病人體內。

如此一來將造成嚴重的後果。

病人的身體原本已經無法消化水分，強制將水分注入，**會造成病人的身體腫脹、難受，胃部等臟器受到壓迫，食慾更加低落**，陷入惡性循環。

如果患者在接受這樣的點滴治療後身亡，解剖大體時，切開遺體的瞬間水分會大量溢出。如果擰擠海綿狀構造的肺部，將會有大量的水分滴落。這根本幾近於「溺死」的狀態。

因此，在我過去所診療的患者中，許多人在停掉點滴之後水腫症狀便消失，食慾增加，精神也恢復了。

讓我尤其印象深刻的，是一位逾九十歲，檢查出癌症末期的女性患者。

這位患者在之前入住的醫院中，完全無法正常進食。因此，在轉院到我的診所時，該院相關人員甚至附上通知，「該患者僅能靠點滴維持生命」。

然而，在停掉點滴一星期之後，原本在她體內的腫脹消失，甚至可以和兒子兩個人吃完五碗飯。

她非常愛吃米飯，因為能夠大快朵頤，她的臉上又恢復了燦爛的笑容。據說前一家醫院的相關人員針對這樣的後續發展，連說了好幾次「真不敢相信」。然而事實上，這樣的例子為數眾多。

另外，如果無法以口進食，醫院或許會建議做經皮內視鏡胃造口。

當然，如果在病人意識清楚的階段，因病而無法飲食，是應該討論要不要做經皮內視鏡胃造口的。

例如，如果患者透過胃造口補充營養而能夠操作電腦進行工作，那麼，這就是維持病人與社會連結，使其健全生活的良好方法之一。

然而如果病情惡化，很明顯地，病人已經徘徊在人生的最後關口，在這個階段還要做經皮內視鏡胃造口，就令人存疑了。

**患者最後將重度臥床，我們卻仍然以維繫生命跡象為最優先處理原則，持續補充營**

**養，這豈不是造成更大的痛苦嗎？**

原本生物在即將死亡之時，就會漸漸不能飲食，如同樹木慢慢乾枯一樣嚥下最後一口氣。我認為這是最自然、最安穩的死法，是最幸福的壽終正寢。

我們原本認知的一般治療，如果在事實上形成了逆天的維生醫療，或許就會讓幸福死變得遙不可及。

如果你希望能夠自然而安穩地，面帶微笑步下人生舞台，就必須要好好思考這一點。

# 抗癌藥物無法治療癌症～抗癌藥物比癌症更可怕

癌症這項疾病數年來都是日本人死因的第一名，然而直到現在，兩大錯誤觀念還是充斥在社會中。

第一，**許多人認為癌症是「可治癒的疾病」**。如同第二章所述，在現代醫學中，九成的疾病是無法治癒的。如果癌細胞無法以手術或是放射線去除，在現在這個時代是無法治癒的。

第二，人們**誤以為「癌症可以藉由抗癌藥物慢慢痊癒」**。

確實，針對血液型的癌症，曾經有過抗癌藥物有效治療的病例。可是，那是極少數。

如果對於抗癌藥物寄予過多的期待持續使用的話，其中潛藏著惡化身體健康的危險。

抗癌藥物就如同使用殺蟲劑噴殺害蟲一樣，並不能殺死癌細胞。

抗癌藥物充其量只是抑制癌細胞增生的藥物，體內的癌細胞不可能藉由抗癌藥物全面清除。

另外，現在醫院所使用的所有抗癌藥物，幾乎都不只是攻擊癌細胞，也會攻擊其他正常細胞，因此很多都會引發強烈的副作用。正因為如此，醫院才會限制抗癌藥物的使用次數，這不是可以一直持續進行的治療方法。

如果病人忍受著副作用持續使用抗癌藥物，到最後也可能破壞了身體的免疫系統。

**造成免疫力低下的不是癌症。是抗癌藥物扼殺了免疫力**。

而且，即使從療效的觀點來看，我們也無法對抗癌藥物寄予全然的信任。

現在的情況是，只要符合以下兩者基準，政府便承認它是抗癌藥物，允許使用。

「可以連續四週抑制癌細胞增生，即承認『有效』。」

「上述患者超過兩成，即承認『有效』。」

如果以稍微惡意一點的觀點來看，「患者平安活了四週，但癌細胞在第五週變大，身亡。」這樣的病例也算在「有效的一人」之內，該藥物因此被承認為抗癌藥物，這樣的可能性也是存在的。

因此，針對抗癌藥物，以**「抑制癌細胞增生的機率約為百分之二十」**這樣的想法來看待，是比較妥當的。

剩下的百分之八十，很遺憾地，對於癌細胞本身幾乎沒有療效，甚至我們還有必要考量藥物所帶來的副作用。

抗癌藥物所引起的副作用各式各樣。

例如，嘔吐、倦怠感、腸胃炎、口內炎、味覺障礙、掉髮、免疫力降低……等等。不但對於治療癌症沒有效果，還宛如將毒素注入體內一般。

上述副作用已經教人難以忍受，然而醫院針對癌症患者，除了抗癌藥劑之外還會施予其他種種藥物。

這些藥物中有療效甚強者，不過也可能出現強烈的副作用，你一樣要有心理準備。

一般而言，患者年紀若輕，身體可以充分分解藥物。可是隨著年紀增加，分解藥物的能力將漸形低下。相對地，你要記得，藥物的副作用也更容易產生。

絕對不可以過度信任藥物，這並不僅限於抗癌藥物。

曾經有一位男性，從六十幾歲開始約三十年間，持續服用大量藥物。

當我接到家屬聯絡得知「老爺爺因衰老而臥床」，一問之下才知道，九十歲高齡的他，一天要吃十六種、總共三十三顆的藥。

如此一來，光吃藥就飽了，無怪乎吃不下任何食物。出現種種副作用也是理所當然，其結果就是全身無力，最後臥床不起。

因此，我大幅減少他一天所服的藥量，減到約十顆左右。

**僅僅兩天之後，患者已經可以行走，攝取的飲食量也多於以往**。

現在他不僅不再需要服用任何藥物，健康狀況還比初診時更好，硬朗地活著呢。

# 變質的日本醫療～抽腹水真的必要嗎？

談到癌症治療，就不得不提及腹水。

腹水，是從血管等處漏出的血液成分或是水分，聚積於腹腔（腹部的臟器之間）。腹水的量如果異常增加，除了會壓迫臟器降低其功能，還會造成腹部明顯腫脹而感覺疼痛或難受。

如果病人告知此種異常現象，醫院多半會在腹部插針，抽出蓄積的腹水。許多患者因為得以從眼前的痛苦解脫而心懷感激，然而此處也潛藏著一大誤解。

**腹水，並不單純只是「多餘的水分」**。

其中，還包含了蛋白質等非常多人體所必需的營養。因此，原本勤抽腹水是出於善意，最後卻難免造成患者體力大幅衰退，甚至加速死亡的到來。

大家知道駱駝背上駝峰的功能嗎？

駱駝將身體所需的營養化為脂肪蓄積於駝峰，因應需要來攝取，以補充低下的體力。癌症患者的腹水和駱駝的駝峰是一樣的。**只要放棄治標不治本的抽取，病人就可能可以恢復健康，甚至得以長壽**。

舉例來說，曾經有一位女性被診斷為卵巢癌末期。

原本四十公斤左右的體重，因為腹水急遽增加為五十七公斤，因此來到我的診所。腹水所造成的痛苦，使得她無法行走。

這位患者以為我會和她以前去的大學附屬醫院裡的醫師一樣，一開始就抽取腹水。

不過，我使用了利尿劑等來控制她的腹水量。

結果她的體重在十天之內減少了五公斤，腿部的腫脹也消失，因而得以再次行走。之後，她的復原明顯可見，甚至可以外出吃烤肉、壽司、旅行、參加音樂會。

另外，之前的大學附屬醫院的醫師宣告她的餘命「只剩三個月」，她不但又再多活了半年，而且走得安詳，如同睡去一般。

服用種類多到數不清的藥物，腹水聚積了就立即抽取，**這套日本獨有的癌症治療方法，在先進國家中實屬異質**。我們可以說它已經加拉巴哥化（以與世界標準不同的形態，獨自發展、進化）了。（譯註：加拉巴哥化，Galapagosization，是日本的商業用語，以加拉巴哥島的生物進化論來做比喻，意指商品在孤立環境的日本市場中形成最適化，卻因為沒有泛用性以及該環境之外的生存能力，最終還是容易遭到淘汰。）

日本現在所使用的抗癌藥物，也是具代表性的「加拉巴哥化癌症治療」。醫界傳言，這樣的醫療方式將會在二〇五〇年前消失。只攻擊癌細胞，抑制對正常細胞的不良影響的藥物（分子標靶藥物）將取而代之。

「抽取腹水並非百善而無一害」，這樣的認知也應該在醫師之間逐步推廣。

不過，這樣的病情仍然需要多加留意。

停止使用抗癌藥物，停止抽取腹水，患者並不會因此立即死亡。

相反地，**患者身體原本具備的免疫力會提升，而能與癌症好好共生直到最後一刻。如此一來，自然死亡的可能性還更高一些。**

準備十五

# 也能選擇「居家臨終」～不要從一開始就認為不可能而放棄

當自己還健康的時候，一般人很少會思考「我對人生有多滿足」。

可是人們會因為疾病或事故等等契機，開始尋找自己「身而為人的生命本質」。我感覺，此時，**追求身體滿足和精神充實的人，遠多於追求物質上的奢華者**。

而這樣的傾向，會隨著死期愈近而愈明顯。

那麼，所謂的身體滿足和精神充實，指的是什麼呢？

就我目前為止的經驗而言，患者如果能夠有充足的「睡眠」「飲食」和「快樂」，也就是能夠過著所謂普通的日常生活，那就是他過得最為舒適的重要關鍵了。

自己家裡就是最容易實現這關鍵的地方，或許是因為如此，自古以來才會有許多人說，**「我想在家裡去世」**。

「我也想在家裡嚥氣，可是事實上不可能。」

可能有人會這麼說。可是，沒這回事。

我認為，人們會放棄居家臨終的最大原因，是「不想給家人添麻煩」。我非常能了解這樣的心情。

可是，請試著想想看。

你想抱憾迎接人生的最後瞬間嗎？

心中如果還掛念著什麼，還能稱得上是善終嗎？

我了解家家有本難念的經，可是沒有什麼事比一個人的死更為重大，因此沒有必要輕易放棄這樣的願望。

追根究柢，你是否曾經實際**清楚地告知家人，你之所以想要「居家臨終」的理由呢？**

當然，即使你說明了，家人或許也會反對。可是，那或許是因為家中的每個人一直以來都過著「沒有意識到死亡的生活」，才會有此反應。

也就是說，當重要的家庭成員的死亡變得真切時，大家在認真意識到死亡的情況下生活的過程中，你的家人很有可能在最後終於可以理解你的想法，幫助你達成心願。我實際上就親眼目睹了許多這樣的例子。

另外，也有人認為「在自己家裡是不是就無法接受充分的治療？」這一點不需要擔心。**現在，居家也可以接受和醫院幾乎相同水準的治療**。

雖然手術或最尖端的醫療真的是沒有辦法，但是幾乎一般的持續性治療都可以居家進行。醫療機器進步，超音波檢查的機器體積比筆記型電腦還小，醫師隨時都能帶著走。各種點滴、內服的抗癌藥物的使用也都實際可行。

另外，居家醫療還有一項特徵，「盡可能以患者及家屬的希望為優先」。

因此，例如，如果是癌症患者的話，醫療人員可以在數次到宅診療的過程中，掌握患者本人及家屬的生死觀，從旁協助，進行符合其期望的治療。

最具代表性的，就是「徹底消除疼痛」。

為什麼呢？因為藉由消除患者的痛苦，**可以實現前述有充足「睡眠」「飲食」和「快樂」的普通生活**。

除此之外，在我的診所中還重視以下幾點：「不做患者討厭的事」「設有完備的支援體制，協助家屬等照護者不致過勞」「透過諮商將負面思考轉為正向思考」。

實際上提供到宅診療服務的，主要應該是居家療養支援診所和居家專門診所。

如果你有自己經常就診的醫師願意積極提供到宅診療的服務，或許也可以做這樣的選擇。不過如果綜合考量危急時與醫院的合作，以及居家醫療的特殊經驗，我想還是選擇居家療養支援診所和居家專門診所比較好。

無論如何，如果你「不知道從何找起」，可以詢問已入住的醫院的醫療諮詢室、當地的地區綜合支援中心、照護管理專員（care manager），應該就能找到進一步的資源。

另外，也希望你能找到理念相近、相處愉快的醫師。

順帶一提，**即使是獨居者，也一樣能夠接受居家醫療，在家裡度過人生的最後一段時期**。

白天其他家人外出，獨自在家的人也是一樣。如果是這樣的情況，最好配合照顧日常生活起居的照護服務，你可以向照護管理專員諮詢看看。

你會希望身處種種限制之中，有時候甚至必須忍受過度的治療，以多活一天是一天為目標嗎？

還是你會希望在住慣了的家裡，每天過著快樂的日子，過著像自己的生活直到臨終，以此為最優先原則呢？

如果你是期望居家臨終的人，你能主導踏出這第一步。

準備十六

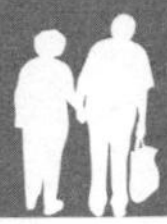

# 準備三大利器～成為病人與家屬的支柱

即將死亡的當事人會希望「盡可能過著無憾的生活直到臨終」，這是理所當然的。

而所有的家屬會希望「盡可能營造可以實現臨終者意願的環境」，也是必然的。

如果想要順利橫越這樣的「路程」，能夠盡早準備「三項利器」是最理想的。

我所說的三項利器如下，

**「可以信賴的、你經常就診的醫師」**

**「可以諮詢所有事宜的到府服務護理師」**

**「機動性良好的照護管理專員」**

尤其如果你有前節所述的「居家臨終」的想法，那麼，這三類專業人員將能運用他們各自的專業知識、技術、經驗、人脈網絡等來支援你的需求。

我認為，只要具備這三項利器，即使是獨居的高齡者也毋須恐懼。

另外，這三項利器對於協助家屬克服看護及照顧的辛勞而言，也扮演著非常重要的角色。因為他們可以評估因個人或家庭而異的情形，**如同量身訂做一般，為你提出治療或諮詢的建議**。

順帶一提，這三項利器之中，可以信賴的、你經常就診的醫師，以及可以諮詢所有事宜的到府服務護理師，相較之下是各位比較能夠想像的。

可是對於比較年輕的人來說，或許有些人並不知道照護管理專員是什麼樣的角色。

照護管理專員是一位專業人員，當患者在照護保險制度上被認定為需要照護時，他們會與之面談，為患者設計更為妥善的照護計畫（看護服務計畫）。

日本在照護保險制度中可利用的服務費用，自行負擔的比例約為一～兩成，而依據被認定的必須照護程度（抑或是必須支援程度），所提供的照護服務會有所不同，支付的額度上限也會有所差異（以上為二〇一六年的資訊）。

因此，如果患者病情惡化，需要照護的程度提高，就可能獲得比現在更好的照護服務，自費負擔的金額也會降低。

所以我們才需要倚賴機動性良好、不厭其煩地探視患者，諮詢問題時也如同親人一般理解、回應，讓人信賴的照護管理專員。

只是，如果患者或家屬「不願意讓外人進家門」，或許就無法順利活用這三項利器了。像這樣的人，可以重新思考這三項利器的優點。

如果已經可以慢慢看見生命的終點，你可以思考看看**「不願意讓外人進家門」的理由，是否比憑藉專業知識、技術量身訂做的治療方法更加重要**。

另外，你可以設想一下，現實上還有沒有其他的選擇？

如果你是家屬，可以想想，你們有沒有辦法照現在這樣，只靠家人持續照護病人？真的不需要外界協助嗎？

請試著思考看看。即使就這麼一次也好。

我所提到的這些，在決定要不要聘請看護、利用日間服務、日間照護時，道理也都是共通的。

就我目前為止的經驗而言，**接受「他人的協助」，對於患者本人及家屬兩邊都有許多正向的作用**。

患者因為可以接受符合自己期望的治療而安心，心情得以恢復平穩。

家屬則因為身體及心理兩方面的壓力都減少了，而能夠有好心情面對患者。

許多例子都像這樣，因為有了「良性循環」，而得以帶來雙方都無憾的臨終。

準備十七

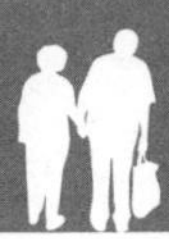

# 寫下終活清單～成為你積極生活的工具

近幾年，終活筆記本廣為人知，形成一種風潮。

雖然沒有法律效力，但是能夠將自己的想法簡明易懂地傳達給周遭的人，我認為是一項很不錯的工具。

你在發現罹患重病之後，若心情已經平靜下來，或是已經漸漸可以掌握治療的步調，不如買一本終活筆記本，用你的方法開始填寫。

當然，如果你要思考的是「告別生命的方法」，那麼即使沒有罹病，即使你還年輕，也可以開始書寫終活清單。

最好是連我在第一章所介紹的「**死前想做的十件事**」，都一起寫在終活筆記本內。

大部分的終活筆記本中，除了自己的成長經歷、嗜好之外，甚至還有填寫照護及生命末期的期望，以及關於死後墳墓和金錢處理等相關心願的欄位。

因此，人們可以重新仔細審視自己這個人的存在，並且整理自己對於死亡的看法，好好為臨終做準備。

在我過去所診療的患者中，**經常可以見到在開始書寫終活清單之後不久，生命就突然開始發出燦爛光芒的人**。

即使是不久之前才說「我已經無事可做」，躺著不動的人，都會想出新的心願，積極實踐。

有人因為想要盡可能用漂亮的字體書寫終活清單，而再次開始學習荒廢已久的書法。

也有人把自己的訃聞寄送清單整理得漂漂亮亮。

有人想對未來葬禮的來賓說一些話，仔細思考寫下內容。

也有人為了想要埋在自己理想的墓位，遠從三重縣到京都府去參觀墓地。

有人希望能夠採取目前日本還很稀有的樹葬（將遺骨埋葬於山林樹木的根部，以樹木取代墓碑作為墓標的埋葬形式），和家屬一起去探訪可以實現之處，並且身後真的如其所願。

這些人都因為終活清單為他們帶來契機，**對於「現在還活著」的這件事，有了更積極的心態。**

另外，因為他們在實踐時樂在其中，幾乎忘了自己的病，免疫機能或許也因此而提升了。我之所以會這麼說，是因為許多人以為「只能再活兩星期」，卻活了兩個月，**從結果來看，壽命延長的例子不在少數。**

如果你覺得即使將自己的生死觀、照護和生命末期的期望等告知家屬，他們也沒有充分理解，或許可以不著痕跡地拿出你的終活清單向他們說明。

即使你是偷偷寫完的，至少要讓最重要的人知道終活清單的存在，請他在萬一的時候，加以善用。

## 停止抗癌藥物治療卻延長生命的男病患

### K先生（六十五歲）的例子

K先生因為發現胰臟癌而接受手術，一年半後卻復發。

他在先前的醫院接受了第二次手術，卻無法切除全部的癌細胞。之後便採取抗癌藥物治療，以點滴供給營養。醫院對K先生宣告「餘命剩三個月」。我第一次為他診療，正好是在那個時候。

K先生原本在醫院療養，後來移回自家，我和他深聊了一次。

我告訴他，雖然罹癌，但是日常生活不需要受到限制，開心度過每一天是非常重要的。

在想吃的時候吃你喜歡的食物，對於抑制病情發展是有幫助的。

如果多少可以自己吃進食物，就不要過度依賴點滴。另外，抗癌藥物並不是「治癒癌症的療法」，接下來極有可能產生痛苦的副作用。

後來，K先生在與夫人充分討論之後，最後選擇了停止使用抗癌藥物和點滴。他一邊接受到府診療，一邊和癌症好好共處，下定決心要享受每一天。

自此之後，事情一直出現令人驚訝的發展。

首先，他的食量日益增加，身體健康明顯改善，因此也能夠和夫人享受外出的樂趣。

就我所知，他們夫婦曾經帶著兩隻愛犬到溫泉地旅行，也共同出席了在東京舉行的同學會。

而且，在這樣的生活型態中，腫瘤標誌（隨著癌細胞的產生、增生而在血液裡增加的特殊物質）的數值不斷降低。

K先生仍然在過去入住的醫院接受定期檢查，據說宣告他餘命只剩三個月的醫師瞪大了眼睛不可置信。

「你不打點滴，也不使用抗癌藥物，數值居然愈來愈好。真令人訝異……。」

K先生笑著向我敍述該位醫生的話。

而後，K先生的壽命遠遠超過餘命宣告的三個月，居然撐過了一年半。

而且這段期間，他以非常積極的心態度過。那樣的正向樂觀，我覺得遠遠超過與他同齡的人。

【第四章】

# 各種「不可思議現象」都有理由

在患者和疾病共生的時期，
你應該先知道的事情。

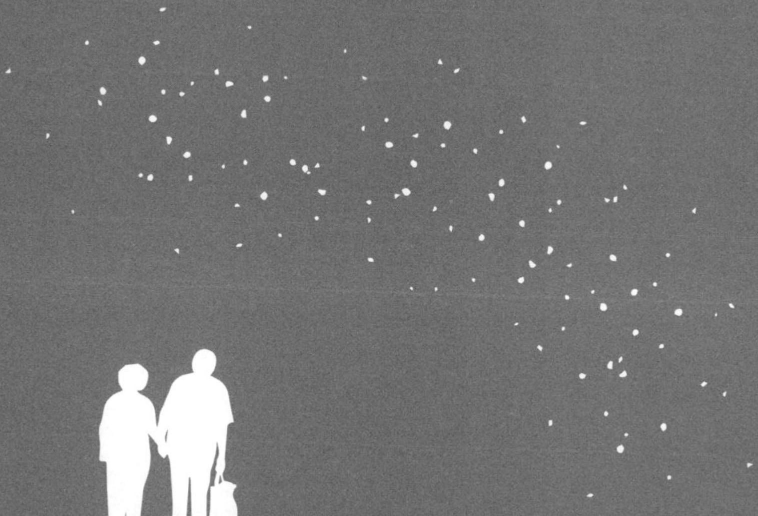

準備十八

# 溝通可以消除痛苦～愈接近臨終，愛愈重要

當一個人被宣告罹患重病，感覺死亡就在眼前時，會懷著極大的不安。

如同第二章所述，即使誰都知道「人終將一死」，即使一個人已經確立了生死觀，做好面對死亡的準備，一旦真的身處當下，或多或少還是會感覺不安。

因此，我希望陪伴在側的人可以記得，**請透過仔細傾聽患者本人所說的話，盡可能消除他的不安，給他安心感**。

這是從死亡變得真實的「最初佈局階段」開始，一直到「最後階段」為止，一貫的支持重點。

然後，隨著時間逐漸過去，接下來你也必須要照顧病人的「痛苦」。

在大部分情況下，痛苦並不僅止於精神上的，同時也包含了隨著病情發展而衍生的身體上的痛苦。

**尤其如果患者年紀較輕，情況就更為嚴重**。

舉例來說，如果是罹癌的情況，「體」力是不分年紀都會逐漸衰退的。

但是，「腦（意識）」力卻不然。

如果是高齡者，大部分患者的腦力都會和「身體」一樣，出現相差無幾的衰退。然而在年輕人身上，差距明顯的例子卻非常多。

因此，罹癌的年輕患者和高齡患者相較之下，會感覺更加疼痛，很多病例都顯得更加難受而吃力。

但是，對所有年紀的患者而言，減輕痛苦的必要性都是無庸置疑的。

因為能夠減輕疼痛，才能夠防止ＱＯＬ（Quality of Life，生活品質）的低下，才能夠活得像自己，直到人生的最後一刻。

我們緩和照護醫師非常重視徹底消除疼痛。我們會使用類固醇（副腎皮質荷爾蒙）、增加營養、採納中藥、藥物等各種方法，調整身體及頭腦（意識）之間的平衡，引導病人消除痛苦。

可是，有一種消除痛苦的「特效藥」，無論多麼資深的緩和照護醫師都絕對準備不來。那就是，**家人之間充滿愛意的溝通**。

提到加強溝通，你並不需要刻意為之。正襟危坐的態度和服裝，只會徒增緊張和嚴肅感。倒不如說，在患者病情加劇或是愈接近臨終的時候，**身旁的人更應該用一如往常的態度和平靜的心情待之**。

在不勉強的範圍內，你可以一直增加這樣「一如往常」的次數。

順帶一提，我在進行居家探訪診療時，從來不穿白色醫師袍。與我同行的工作人員，大概也都是圍裙或是ＰＯＬＯ衫的打扮。

理由也是為了盡可能避免讓患者感覺拘謹、緊張，希望在輕鬆的氣氛下問出他們的真心話。

只要有溝通的力量和緩和照護醫師的力量，**即使癌症日益嚴重進入末期階段，患者本人的心願都還是充分可能實現**。

大家可以照張全家福留念，或是到附近的溫泉泡湯，到熟識的餐廳吃飯。

如果患者本人已經不太能夠活動，可以買來他所喜歡的東西送到身邊，甚至只是「想吃○○」的願望，都可以幫助他實現。

我的父親罹患了帕金森氏症（因腦神經病變而引起、原因不明的疾病）。

情況好的時候，他還可以想辦法自行如廁，然而平常幾乎一直都是臥床不起的狀態。

因為以前我父親住在大阪，只要他不舒服，就會打電話來說「你來扶我起床」，那時候的情況實在為難。

母親雖然與父親同住，然而因為一次肺炎住院的緣故，體力衰退，完全無力照護我父親。因此，我便下定決心將雙親帶到身邊，請他們搬到我家附近居住。

搬過來之後，我們得以密切進行深度溝通，這是從前電話裡做不到的。

我告訴父親，接下來隨時可能出現飲食難以下嚥的吞嚥障礙。

他隨即明白地告訴我他的想法，「我不要做經皮內視鏡胃造口」。然後他開朗地說，「在那之前，我要盡可能吃個痛快，這樣就死而無憾了。」

我父親現在以吃為人生最大樂趣，因此，我經常帶著他最喜歡的銅鑼燒去探望他。

我並不是希望各位效法我。

我只是希望各位可以記得，在照護和心理支持上，醫療有其力有未逮的部分，尤其不能忘了**溝通的重要性**。

準備十九

# 不因家人的要求而勉強進行維生醫療～遠親是意外的阻礙

即使是患者本人和陪伴在側的家屬之間，對於「萬一的時候」所期望的治療方針已經達成了共識，隨著病情的發展，還是可能出現意料之外的阻礙。

最具代表性的，就是**大老遠特地趕來的親戚**。

例如，我就看過不少當發現雙親罹患癌症時，平常不住在一起的手足或孩子聚集而至，滔滔不絕地發表各自的意見、動作筆記的光景。

在大部分的情況下，這些人連好好傾聽患者本人的願望都做不到，只是一味地主張一定要讓患者活下去。

關於死亡，他們沒有認真思考的經驗，只是深信「現代醫療什麼病都能治得好」。他們誤以為，如果患者不接受經皮內視鏡胃造口等處置，「就等於是見死不救」。

更糟的情況，甚至有人會只重外界觀感，說出「現在都什麼時代了，還不讓患者接受治療，簡直不成體統」這樣的話。

當然，從大部分遠道而來的手足或孩子的立場來看，這一言一行完全都是「為了患者本人好」。

可是，**列為第一優先的，終究應該是患者本人的期望**。這一點永遠是對的。

閱讀本書的你，可能站在「平常就陪伴在臨終者身旁的人」，或是「遠道而至的親戚」的立場。

無論立場為何，都請記得一定要抱持著理解臨終者心情的觀點。

尤其如果你是站在前者的立場，有一點希望你謹記在心。

如果對於臨終者和你之間已經達成的共識，「突然出現的親戚」大唱反調，**你有必要盡可能冷靜地向他們說明臨終者本人的期望**。

在這樣的情況下，如果有必要談到醫療或照護等相關專業內容，或是大家情緒過於激動以至於無法對話，也可以請醫師、到府探訪的護理師、照護管理專員等介入溝通。

實際上，我也有幾次這樣的經驗，協助全體親戚取得一致共識。

另一方面，如果你是後者，也就是站在遠房親戚的立場的話，**我希望你能傾聽主要照顧者的意見，並且對此意見盡可能採取尊重的態度**。

當然，你或許會擔心自己在患者亡故之後，會不會因為不能做到你想為他做的而懊悔。關於這一點，我希望你冷靜地想一想。

曾經有一個病例讓我印象非常深刻。

有一位癌症患者，在過去入住的醫院中頻繁地打點滴，也頻繁地抽腹水。

這位患者的妻子來到我的診所諮詢時，她說，「我先生只要一抽腹水就精神不振，也沒有食慾。」

因此，我向她說明了我在第三章也提過的，現代醫療的矛盾點。

患者及其妻子都能接受這樣的論點，之後便在我的診所接受不打點滴，也不抽腹水的治療。

可是在幾天之後，住在東京的兒子聽到消息，以極其火爆的態度打電話來罵，「我父親在之前的醫院既打點滴又抽腹水，你都不做是要我爸的命嗎?!」

我說，「沒這回事。如果情況惡化的話，我會立即將令尊轉回原來的醫院，能不能請你觀察一個星期看看？」患者的妻子也幫忙說服，好不容易他終於同意觀察情況。

結果，患者的腹水自然減少，食慾恢復到甚至能夠再吃他最喜歡的壽司。如此一來，身在遠方的兒子終於也能認同。這就是事情的經過。

這個兒子看見父親明顯比剛住進醫院時還健康，覺得驚訝、不可思議。然而，**不採取大型醫院所進行的治療，病情也能有所改善，背後有著明確的理由**。

如果一直執著於自己或是周遭的人所擁有的知識、資訊，或許反而會讓你眼前重要的家人受苦。

如果你希望他能夠自然、安詳地幸福死去，有時候就必須如前文中的例子一般，**接受觀念的轉換**。

人在迎向死亡的過程中，會發生不少一般認為「不可思議的現象」。

然而，關於這些不可思議的現象，只要我們能夠改變觀念，有一部分就能充分理解。

接下來，我將從長年任職緩和照護醫師的經驗中，談談一些具體的內容。

# 對「臨終現象」應該坦然～只是做個開心的夢而已，毋須擔心

剩餘時間流逝的過程中，你所珍視的人可能會出現過去從未發生的現象。

體力漸形衰弱，昏沉的時間不分晝夜愈來愈長，從這個時期開始，**不少患者會訴說一些現實上不可能發生的景象**，例如，「我去見了已經成仙的爸媽」「我以前養的寵物一隻隻跑出來」「我走在漂亮的花田裡」等等。

這些不可思議的現象，稱為「臨終現象」。

關於臨終現象，宮城縣的居家緩和照護團隊針對六百八十名以上的遺族進行調查，結果得知，四成以上的人曾經有此經驗。

我自己雖然沒有取得確切的數據，然而在目前為止照護的千名以上患者中，我曾經好

幾次聽聞臨終現象。

臨終現象發生的理由，從醫學的角度而論，也有一說是因為腦部氧氣供應不足，或是用藥過量所引起。然而我認為，「腦內因為死期的接近而分泌快樂荷爾蒙」一說，最能反應實際情況。

臨終現象是臨死過程中的一個自然現象，患者本人的感覺或許是幸福的。

這樣一來，也就無怪乎在前項調查中，**體驗過臨終現象的族群裡，有九成的人都回答，「去世者走得平靜而安詳」了**。

只是，就陪伴者而言，很多人或許因為事情在現實中不可能發生，所以突然聽見患者這麼說時會感到驚訝。

然而，當你聽見這些話的時候，請不要採取排斥的態度、予以否定，請不要回答他說「不可能」「你在做夢吧」或是「聽了真讓人不舒服」。

如果讓患者感受到你否定或是拒絕的態度，他便不會再與你談論臨終現象的話題，你們的溝通也會因此產生裂痕。不僅如此，患者或許還會開始否定自我，覺得「體驗到臨終現象的我一定有什麼問題」。

不需要擔心。請你好好觀察患者敍述臨終現象的樣子。

如此一來，你應該就能明白，他並未感覺恐怖或是痛苦。你或許反而能察覺到，他在與你分享的時候表情是平靜、安心的，甚至有時候還會笑出來。

也就是說，**患者因為快樂荷爾蒙的分泌而做了愉快的夢，向你述說他的體驗，你只需要溫柔傾聽就可以了**。

有時候，患者在睡夢中正在經歷臨終現象，他可能會活動身體的某個部分，或是發出較大的聲音。

此時，請你也觀察一下他的樣子。

在我過去所診療的患者中，有一位曾經舉起右手從頭頂往下甩好幾次，還拉扯點滴導管。

乍見之下是個不明所以的動作，然而在我詢問家屬時，他們馬上回答說患者非常喜歡釣魚，「他可能正在夢裡享受釣魚的樂趣吧」。

還有另外一位男性患者在恍惚中經常拍打病床護欄，這是因為他回到過去當木工的時候，這個舉動據說是捶打釘子的動作。

如果患者的臨終現象是以活動肢體的方式呈現，不明究竟的人會認定他「施暴」，而容易發生強迫患者接受醫療處置的後果。

在重視標準作業流程的大型醫院裡，更可能草率地以「情況不穩」「譫妄（意識不清，出現幻覺或是錯覺的狀態）」來下結論，馬上將病人綑綁於病床上。

如此一來，快樂荷爾蒙將不再分泌。當然，患者也無法再經歷臨終現象。這樣的做法可以說是妨礙了患者的自然死亡。

反之，**經歷臨終現象也意味著快樂荷爾蒙可以確實分泌，患者本人並無痛苦**。

這麼說來，我們不是應該要樂觀看待「臨終現象」才對嗎？

準備二

# 相信第六感與來生~許多人說中自己的死期

話先說在前面，我並不相信非科學的言論，我也沒有虔誠信仰的宗教。

然而，置身在距離人類死亡極度接近的距離，我不得不承認，**不要說是醫學或是科學，連一般常識都無法說明的不可思議現象，確實是存在的**。

幾年前曾經發生這樣的事情。

四月底的某一天，我一如往常進行居家探訪診療，患者是九十多歲的老奶奶，她對我娓娓道來。

「醫生，我五月十一日就要走了，謝謝您一路以來照顧我。我沒有遺憾，有的只是感恩。最感謝的，就是我的家人。接下來，我要和我所有的家人好好聊聊，然後在五月十一日和他們說再見。」

聽她這麼說，我當然感到驚訝。

過去也有不少患者抱著感恩的心迎向美好臨終，可是這位患者既非失智症也非憂鬱症，卻如此強調說出自己的死期，過去我還真的沒遇過。

另外，雖然她已經高齡九十，這時候卻完全看不出任何徵兆顯示她將在近兩星期之後離世。

就這樣，到了五月十一日的早上。

老奶奶在她最鍾愛的自宅中溘然長逝。

據家屬所言，早上去看她的時候就已經沒有鼻息，彷彿是在睡夢中過世一樣。

同樣地，**也有好幾個準確預測自己離世日期的病例**。

即使日子不是剛好在那一天，我也見過不少彷彿是一時說溜嘴般，「我差不多要走了」，大約知道自己不久人世的例子。

事實上，我自己也數次經歷不可思議的現象。例如有一次，我在診所內打電腦工作的時候，腦海突然浮現一幅不可思議的畫面。有一位患者因為我不是主治醫師，因此只見過一次，我看到已經嚥氣的他被家人圍繞著，那畫面瞬間打進我的腦海裡。一個小時之後，患者家屬來電告知「已經去世」。

還有一次，我莫名地興起一股「超想吃王將餃子！」的感覺。而且那感覺非常強烈，接近於「如果不吃我就會死」的激進思考。可是，那個時間我因為在診所工作而無法外出去吃。坐立難安約莫過了二十分鐘左右，我突然接到通知說某人身亡，於是趕緊前往該位人士的自家。

進門之後，總感覺不曉得為什麼，這些聚集的親戚們的臉龐都似曾相識。因此我伺機與一位男性搭話，「我是不是在哪裡見過你？」他回答，「啊？你應該是我們的客人吧？」原來在所有人是在我所居住的當地經營了好幾家王將連鎖店的家族，去世者生前曾任董事長。

像這樣的例子，如果用通俗一點的話來說，就是「**預感**」。

另外，還有一個詞「**投胎轉世**」，也是同樣不可思議的現象，這是用在血緣親近的新生命誕生在某人亡故的當天或是忌日之時。

我也經歷了數次相當於投胎轉世的病例，本章最後的小故事就是其中的代表。

只是，類似此次我所分享的軼事，因為站在醫師立場的緣故，過去我幾乎從未對外透露。我也從來不曾向其他醫師說起。我可以預見，即使我是以討論病例的心態來提及，他們也不會加以理睬。

然而，即便如此，對於照護過一千名以上的患者，日日面對死亡的我來說，**這些都是我親身體驗的事實，也是我極為珍視的現象**。

或許是因為我經常與他人的臨終相對，所以對死亡變得敏感。

也或許是因為我曾經見過患者從前的樣子，因而能夠本能地得知「可能差不多到了告別的時候」。這樣的經驗多了，也可能是原因之一。

只是，無論如何，我都沒有正確答案。

現在的我認為，重要的是要先**接受這些現象「並不是那麼不可思議的事」**。

各位或許有一天也會有相同的體驗也不一定。

一個人到死亡之前的過程，有時候即使是在去世之後，都會發生醫學、科學、一般常識無法說明的現象。

與其過度反應，倒不如試著接受。

## 宛如為了轉世而死去的女病患

### T女士的例子

T女士在二十九歲產下次男的時候，在醫院診斷出胃癌末期，接受了胃部切除手術。

可是，最終在腹膜（腹部中包覆臟器的薄膜）留下了少部分的癌細胞，之後也發現移轉到恥骨。

即使如此，T女士在發現癌症一直到病逝之間約五年的時間，一步步實現了她所能為兩個兒子和她的先生做的事情。

T女士是一位既溫柔又堅強的妻子、母親。每天做三餐、便當，睡前為孩子們讀故事書，也出席孩子們的開學典禮及畢業典禮。

而為了紓解兩個孩子對於自己病情的不安，她還以「媽媽的病」為題，手寫筆記成冊。

她也寫好了每年兩個兒子生日時要寄給他們的信，一年一封直到成人為止。

她事事為家人著想，雙親的六十大壽、祖父母的慶生會、甚至連兩個妹妹和堂妹的結婚典禮都欣然赴宴。

而讓人感覺是所謂「投胎轉世」的事情也發生在她身上。

T女士有一個妹妹長得和她很像，我到她家探訪診療時甚至被嚇了一跳。那是發生在她妹妹生產時候的事。

T女士在十一月四日去世的，她的妹妹預定在十一月臨盆，預產日在該月中旬。

可是，她的妹妹一直沒有產兆，結果一直到了十二月四日才生產。那是包含T女士在內的三姊妹中，第三代第一個出生的女孩。

新生命彷彿是在等待T女士的忌日滿月一般，誕生到這個世界上。T女士的父母禁不住說「好像是她投胎轉世一樣」，我也可以認同。

家人用T女士生前想好的名字為這個女孩命名，可以說，家人們用這樣的方式回應了T女士對家人的深愛。

T女士去世一個月之後，她先生寫了一封信給我。

「內人已經過世一個月，奇妙的是，我的岳父母、兩個小姨子，還有我自己和兩個孩子卻都能夠樂觀面對生活。（中略）我想，看見兩個孩子如此健康活潑，妻子應該也多少能夠放心，繼續守護我們。」我想，T女士會一直活在家人的心裡。

【第五章】

# 如何迎向「幸福死」

在即將臨終前，應該先知道的事情。

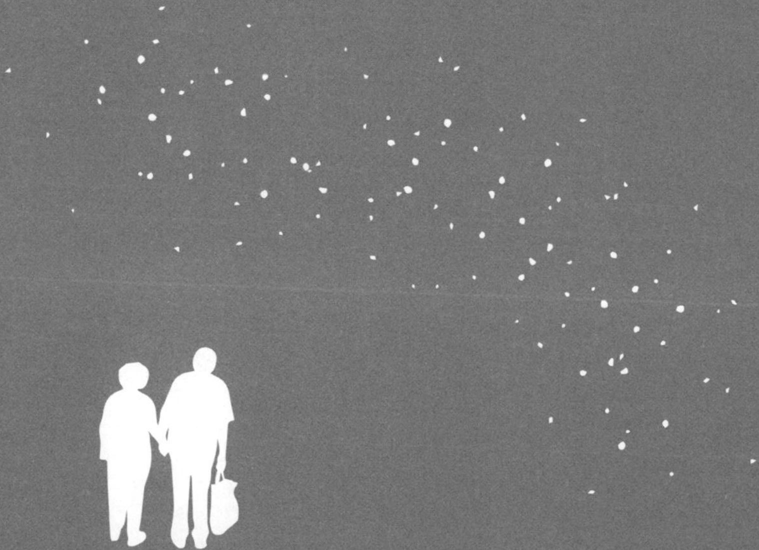

## 彷彿忘卻病痛似地開心度過每一天~心情平穩，讓生命閃耀到最後

如果死亡已經迫在眉睫，過去所做的「死亡準備」便即將展現其成果。

如果從來沒有思考過自己的死，這樣的人大概都會驚慌失措，虛度剩餘的寶貴時光。

如此一來，難得的人生是不是就以你無法接受的形式畫下句點呢？

在我目前所診療的患者中，即使死亡就在眼前，他們不僅不會手足無措，更能保持身心安詳，多數都能開心活到最後一刻。

他們實行了我從本書一開始就提及的死亡準備，接受了死亡，做好了萬全的預備。

同時，這些人也持續實踐「自己想做的事」直到最後一天，讓人體會到他們為自己的

人生畫下無憾的句點。

**為死亡做好準備，並且在此基礎之上，將自己想做的事情付諸實踐，這樣的人在臨終時幾乎都沒有迷惘**。他們看起來對於死亡也不會表現出過度的恐懼。

或許正因為接近臨終，他們才更意識到「現在是我最健康的時候，明天會稍微衰弱一點點」，才能以「想做的事今天就做」為座右銘來過每一天。

「想做的事」，當然因人而異。

有人是將學習多年的手工藝、著色圖、模型製作、書法等等，持續創作直到生命最後一天，作品讓我診所的工作人員為之驚嘆。

有人有著強烈的美食導向，甚至和家人到鄰近縣市去吃剉冰。

有人超愛寵物，帶著愛犬享受兩天一夜的旅遊。

也有人愛打麻將，沉迷於電玩麻將遊戲一直到臨終前兩天。

無論是做什麼，重要的是既然已經時日無多，那就盡情去做你想做的事，享受每一天，彷彿忘卻病痛一般。

**為你的人生劃下句點的人，是你自己。**

在臨終前的這段時間，沒有必要壓抑自己的心願，去做別人強要你做的事。

無論你選擇安安分分什麼都不做，或是在這個階段仍然想著「等我病好了，我要做○○」，我都不覺得你能迎來無憾的臨終。

今天就去做你想做的事，讓自己感覺滿盈的充實，讓生命發光。

只有這樣，每個人才能依各自的形式為人生畫下幸福句點。

準備二三

# 盡情享用喜愛的食物～罹癌後以補充營養為第一優先

過去的章節中我曾經稍微提及，我認為生命接近末期的患者不需要限制飲食。我深信，重視「盡情享受自己所喜愛的食物」，比起注重營養均衡、減重，更能壓倒性地帶來好的結果。

提到飲食，應該很多人有過在住院過程中食慾低下的經驗。其原因可能是來自於病情或藥物副作用的影響，不過醫院的飲食很難讓人感受到「吃的喜悅」，應該是最大的問題。

盡情享用自己喜歡的食物，能為人帶來充沛的活力，因此再喚回食慾的例子，不在少數。

所以，尤其是針對末期的患者，我都會交代「**短時間內只要吃你喜歡的食物就可以囉**」。同時也會建議他們，「多喝一點碳酸果汁或是吃冰淇淋也可以」。

因為醫院裡的醫生或護士沒有人持同樣的言論，因此病患幾乎都會驚訝地問我，「真的嗎？」然而事實上，**這是營養學上合理的方法，實際上也有許多病例透過自己的力量恢復食慾**。

一名胃癌患者在出院後一個月只喝可樂，可是他自然而然地恢復了食慾，可以再次吃下他所喜歡的食物。

另外一位肺癌患者在出院後的數個月間，只吃他愛吃的紅豆冰淇淋，但是他的健康狀態比住院期間還要好，壽命也遠遠超過醫師所宣告的餘命。

說起來，生命末期一旦食慾大幅降低，身體便幾乎處於營養失調的狀態，一般的飲食都無法吸收。

在這樣的狀態之下，**身體可以在沒有負擔的情況下分解的，就是糖分和碳水化合物**。

自古以來，我們有著身體不舒服時便以白粥或是白烏龍麵簡單帶過一餐的飲食文化，這可以說是先人卓越的智慧。

只是，對於因為癌症等疾病導致生命接近末期，目前為止經口攝取的飲食幾乎是零的病人而言，即使是白粥或是白烏龍麵門檻還是太高，無法順利進食。

可是，如果是碳酸果汁或是冰淇淋，因為口感滑順，不須咀嚼即可吞嚥，有著容易攝取的優點。

像這樣用最不增加身體負擔的方式開始攝取糖分，體力便會一點一點恢復。接下來，身體自然會想要攝取三大營養素的另外兩項，也就是蛋白質和脂質。

最棒的是，病人不但可以盡情享用喜歡的食物，同時也能期待免疫力的活化。

順帶一提，社會上**有人主張「以限制飲食、斷食來治療癌症」，我並不建議**。

罹癌「之前」和「之後」，對於飲食的觀念必須改變。罹癌之前，適度地限制糖分或蛋白質的攝取，對於預防疾病有一定的效果。

然而，在罹癌之後，只要營養不足，免疫力便無法運作，因此，大快朵頤自己喜歡的食物遠比限制飲食更好。

如果不攝取糖分，腦部會率先衰退，提升罹患失智症的風險。

如果不攝取蛋白質，會導致肌力衰退，使得臥病在床的可能性提早發生。

斷食更是荒謬，癌症患者一旦斷絕飲食，一下子就會瘦成皮包骨。

在前項所提及的「臨終前想做的事情」中，許多人都列舉了吃這一項。

有一名癌症患者在親人家屬的協助之下，最後一個月幾乎每天都大享口福。

他拜託家人「幫我買那家有名的煎餃」「今天我想吃那家的美乃滋蝦球」，每一次都吃個精光。

而後，**他帶著微笑，彷彿被幸福感包覆一般，順利離開了人世**。

我覺得這實在是最棒、最幸福的壽終正寢了。各位覺得如何呢？

準備二四

# 一旦開始擔心家人就沒完沒了～人生的主角終究是自己

我在前文提到，臨終前的心願，從「現在想做的」「現在能做的」開始實行。

於是，許多人會去旅行、購物，去自己想去的地方，吃自己想吃的食物，做自己喜歡的事情如嗜好等。

但是做完了一輪之後，接下來呢？

**很多例子都是開始一口氣增加許多與「家人」相關的心願**。

尤其是有孩子的人，願望會一個接著一個浮現。

如果孩子是小學生，「我想看他變成國中生的樣子」。

如果孩子是國中生，「我想看他變成高中生的樣子」。

如果孩子是高中生，「我想看他參加成年禮的樣子」。

甚至，如果孩子已經成人，「我想參加他的婚禮」「我想抱孫子」，簡直是沒完沒了，心願清單一長串。

我自己也是有孩子的人，患者會浮現這類的想法，我當然能夠理解。身為父母，本來就會擔心孩子的將來。

同樣地，我也能夠深深認同那些擔心自己死後，另一半能不能好好生活的心聲。

因此，對於這些心情的湧現本身，我並不持否定的態度。

只是，這麼說或許讓人感覺冷血無情，一旦你開始擔心家人，就會像這樣沒完沒了。而且，這些心願幾乎不能實現的可能性也會提升。

尤其是在死亡迫在眉睫的階段，要化解這樣的擔心是十分困難的。

因為，這需要至少數年，長則幾十年的時間。

同時也因為這些都不像外出或是飲食一樣，可以全憑自己的意志實現。

再加上，因為這些心願幾乎不能實現的可能性相當高，所以當固執的念頭愈強，嚥氣的瞬間就愈感覺遺憾。

再怎麼說是為家人著想，一個人在自己的內心抱憾而終到底是好還是不好？我忍不住陷入思考。

因此我認為，如果是生命已經進入末期的患者，**願望和擔心都盡可能侷限在自身範圍之內會比較好**。

至少在迎接人生樂曲終章的時候，讓自己當主角，過著讓自己滿意的生活。

而且，**如果你將「擔心」的心情化為「信賴」，或許可以和你所信賴的家人之間建立起新的關係**。

如果之前因為擔心造成了疙瘩，或許也可以在信賴的基礎上改善彼此的關係。

我想，如果可以做得到的話，應該就能夠帶著安詳的笑容離去了。

準備二五

# 你對死亡的態度，是給子孫最後的教育～讓死亡成為家人的「財產」

隨著時代變遷，人類死亡環境的樣貌有了極大的變化。

例如，在一九五一年的日本，「在家去世者」超過八成，「在醫院去世者」則不過只有約一成。

因此，家人在家裡嚥下最後一口氣，完全不是什麼特別的事，或許還應該說是理所當然的。

然而到了一九七六年，兩者的比例逆轉，現在的情況是，在醫院去世者約八成，而在家去世者則約一成。

也就是說，在醫院去世的例子變得理所當然，對一般人而言，死亡已經不再切身。

因此，**對孩子們來說，親眼目睹祖父、祖母或是雙親去世的機會大幅度減少**。

據說，人類原本在九歲左右的年紀就能理解「死亡＝生命終結」。

可是，因為頂多只有一成多的孩子與死亡有近距離接觸的機會，因此，死亡的觀念無法在孩子身上生根發芽。

有一項問卷調查以首都圈（譯註：以東京車站為中心半徑一百五十公里內的所有區域，包含東京都、千葉縣、琦玉縣、神奈川縣、茨城縣、栃木縣、群馬縣、山梨縣）小學高年級學童三百七十二人為對象進行調查，三成以上的孩子都回答，「人死了之後還能復活」。

另外，另一項刊登在某雜誌的問卷調查結果則顯示，「人死了之後會怎麼樣」名列小學生的煩惱第三名，「為什麼不能殺人」則名列中學生的煩惱第六名。

如果這些孩子曾經親身經歷自己最喜歡的爺爺、奶奶的臨終過程，或許對於死亡就不至於呈現如此無知的情況。

然而在現實中，完全沒有目睹過死亡的孩童人數愈來愈多，這樣的孩子在成人之後，佔了日本全體人口的絕大多數。

因為如此，死亡不知不覺被視為禁忌，被認為是「恐怖的」「伴隨著不安」的事情。如此一來，當然，**當死亡靠近自己時，人們也會視而不見，不會認真思考臨終的事**。因此，也就不可能擁抱幸福死。

我對這樣的情況抱持著相當大的危機感。

生命是有限的，是多麼珍貴而重要。自然的死亡，有多麼安詳。我希望能夠透過醫療，將生命和死亡原本的樣貌告訴孩子們。因此，死亡的環境必須要改變，必須要有真實的「**生命教育**」場景。

人們對於不了解內情的事物，會懷抱恐懼與不安。然而，如果可以透過自己的眼睛確認事實，就不會有多餘的恐懼。

死亡也是一樣。

如果經歷過身邊重要的人的臨終，想法一定會改變。從成人，尤其是高齡者的立場來看，**親身向家人展現死亡的面貌，可以稱得上是「人生的最後一件大事」**。

我醫治過許多死亡就在眼前的病人。

這些人當中，曾經也有人說「這輩子，我該做的都做了」。此時，我一定會提醒他一件事情。

「最後，還有一件最重要的事。你要充分向家人展現你的生命和死亡樣貌，還有你的生死觀。這將會是你給子孫最好的『生死教育』。」

聽我說完，幾乎所有的患者都會回答，「這樣啊，那我得走得漂亮才行啊。」

請一定要記得。活出自己的人生，並為自己畫下無憾的完美句點，**這將是你留給家人無可取代的財富**。

# 向所愛的人傳達感謝～一句話就能拯救一家人

人類的感覺非常敏銳，即使是在生命末期，一旦真的到了最後階段，人們都能相當正確地知道「自己何時死亡」。

如同第四章所述，真的有人能夠準確預言自己的死期，我覺得相當多的人可以預感自己「差不多了」。

只是在這個階段，使得上的力氣相當有限。因為體力和精神都低落的緣故，外出走走，或是去吃些什麼，或許都難以如願。

在這樣的時候，如果要使出最後的力氣做一件事，人們會做些什麼呢？

你能想得到的選項應該很多，可以的話，我希望其中能夠加上「**向所愛的人表達感謝**」。

在我的患者中，很多人都在向家人道過感謝之後離世。

在他們身上，可以看見**患者本人微笑去世，家人也含笑送終的光景**。

有些長年一貫展現大男人主義的高齡男性可能會說，「我都這把年紀了，還要我說這個……」。然而，愈是頑固的人，我才愈希望你向妻子或是其他重要的人道聲感謝，「謝謝你照顧我」，像這樣一句話就好。

「那句話救了我。」

「我感覺婚後的人生並非一文不值。」

患者妻子們這樣的心聲，我聽過好幾次。

這樣的心情，或許在孩子身上也是一樣的。妻子和孩子在你的照顧上愈是辛苦，向他們傳達你感謝的心意就愈重要。

如果你不說聲感謝，一路辛苦過來的妻子、孩子在今後的人生中，或許將一直對你抱持著惡劣的印象。

這不但對你而言是抱憾而終，對生者的人生或許也會造成負面影響。

可能往後每次無論在哪裡提及你的話題，或甚至是聽到別人談論自己的父親時，他們都不會有好心情。

**臨終前感謝的隻字片語，有著扭轉如此惡劣印象的力量**。一方面也是為了讓你自己可以含笑而終，我希望你能夠送給生者一份微笑和幸福的禮物。

曾經有一位患者不只是對家人，對於身邊所有支持自己的人都留下了為數眾多的感謝函。也有人結婚六十年，從未向妻子說過一句謝謝，去世之後卻在他的枕頭下發現一封信，洋洋灑灑寫下對妻子的感謝。

每次當我親身見證這樣的光景，總會強烈感受到「去世者和照顧者都滿意的臨終，是多麼珍貴」。

# 帶給孫子們「生命教育」後離世的男病患

## I先生（七十二歲）的例子

「如果我已經動不了了，就讓我進安寧療護中心（提供生命末期照顧的機構）。」年輕時的I先生，據說曾經這麼說過。

然而在發現罹病之後，他心思一改，「還是想在住慣了的家裡度過餘生」，所以來到我的診所進行諮詢。

而在思考我所做的說明之後，家人之間達成了共識，一致認為「這樣的做法是可行的」，I先生便成了居家療護的患者。

I先生所罹患的疾病，是惡性腫瘤擴散到胸膜（包覆肺部的兩層薄膜）的胸膜間皮瘤。

在醫院的治療不見其效果，即使是在我開始探訪診療之後，因為肺部及胸膜間積水的緣故，他應該也感覺到相當程度的呼吸困難和疼痛。

可是I先生完全不叫苦，也從不抱

怨，相反地還對我們工作人員表現出體貼的態度和話語。

經常陪伴在I先生身旁的，是他當時年僅四歲的孫子。

這個小男孩總是在I先生身邊活潑開朗地說「阿公，我們再來照相吧～」「醫生又來了耶～」。

另一個已經上小學的孫子也經常來陪伴，有時候為I先生按摩腳底，有時候握著手聊天。

I先生的主要照顧者是長媳，她能夠凝聚家人，營造如此開朗的氣氛，這對I先生而言是無可取代的慰藉。

另一方面，我認為，I先生也帶給了孫兒們一些什麼。

I先生不依賴點滴，用自己的嘴巴攝取一般飲食。一直到去世前三天，他也都能夠如常聊天。

然後，他以有尊嚴地，也就是接近自然死亡的狀態離世。

我想，陪在身旁的孫子們透過持續觀察I先生的一言一行，學到了無可取代的「生命教育」。

雖然說實際上孩子能夠理解人類的死亡是在九歲前後，然而I先生四歲的孫子已經能夠理解「爺爺即將前往天堂」。

另外，由於I先生對於我們工作人員也展現出由衷的貼心，對孫子們而言，除了生命的重要性之外，應該也傳遞了「善待他人的美好」吧。

【第六章】

# 為了不留下後悔

在家人即將臨終前，你應該先知道的事情。

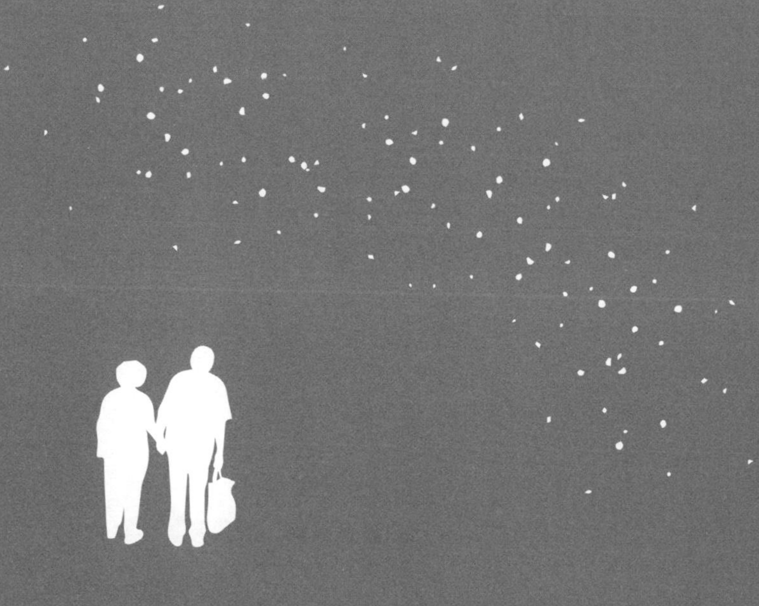

準備二七

# 臨終時不需要醫師在場

## ～主角是臨終者本人及其家屬

我第一次看見有人在我面前死去，是在十九歲的時候。

大學入學考試在即，我最敬愛的祖母在家裡嚥下最後一口氣。

祖母自從在七十五歲罹患失智症以來，在家的時間變多，最後兩年則是臥床的狀態。不過因為還能夠對話，因此她沒有看醫生，也沒有住院。

祖母直到去世前一天都還像平常一樣吃飯，隔天早上我進房間看她，才發現她已經冰涼，沒有鼻息，靜靜地逝去了。

她自然安詳地死去，沒有受過任何苦，也未曾借助醫生的治療。親眼見證祖母的臨終，

我不禁想，

**「原來人是可以如此安祥告別人世的啊……」**

這件事在我的腦袋裡留下了深刻印象。

數年之後。

我以醫學院學生的身分開始在大學附設醫院實習，在那裡，我所認知的死亡正以相反的景象不斷上演。

幾乎所有的患者都因疼痛而受苦，接受維生治療之後更苦，真可謂是在與疾病纏鬥之後壯烈犧牲。

而**家屬在死去的患者身邊泣不成聲，醫生說了句「我們盡力了」，就轉身離去**。這樣的情景不斷重複。

祖母的死和大學附設醫院患者的死，觀感實在相差太遠。

我反覆回想祖母亡故時的樣子，心裡湧上疑問，「患者和家屬真的需要這麼努力嗎？」

我甚至湧上怒火，「大學附設醫院有著最進步的醫療設施，也應該有很多聰明的醫生，這樣做到底在搞什麼？」

從這樣的經驗之後，我廣泛學習醫學知識，並致力累積醫療的臨床經驗。

成為醫師之後，我在內科、呼吸胸腔科以及緩和照護團隊三個領域從事醫療活動。我有自信，自己所診療過的患者人數是同班同學的三倍。

另外，我也學習國外醫療知識，在兩所醫院執行勤務之後，我在療養照護中心工作兩年，學習到照護的臨床經驗。在此過程中，不可避免地，我陪伴許多患者走完人生最後一程。

最後，我決定成為一名緩和照護醫師。在開設自己的診所之後，我和工作人員共同送走了一千三百名以上的患者。

因為經歷如此多的經驗，有一件事讓我深深確信。

## 「患者臨終時不需要醫生在場」

我認為，人在迎接生命的最後一刻時，**患者本人及其家屬才應該是主角**。

人本來就可以像我祖母一樣，沒有痛苦地、安詳地、自然地死去，我們的人生可以自行以「自然死」的方式化下句點。當患者本人及其家屬以彼此都能接受的方式完成臨終的告別之後，再請醫生過來就可以。

另外，我將在下節文章中詳細說明，如果家屬能夠事先知道患者在接近臨終時將出現的「瀕死徵兆」，就能在一定程度上掌握剩下的時間。

所有人因此可以做好充足的心理準備，在患者大限已至之時不會慌張哭鬧，大家可以毫無遺憾地度過「與重要的人的重要片刻」，這一切都不可能重新來過。

**我認為，這才是真正的幸福死**。

反過來思考醫院裡的「人工死」，患者的痛苦可能因為院方施予的維生醫療而增加。在患者死亡前夕，也可能發生院方將家屬趕出病房，在形式上為患者進行心臟按摩和電擊急救的情形。

在患者及其家屬迎接安詳臨終的重要時刻，醫生需不需要扮演如此多的戲份。我始終抱持懷疑。

如同前文所述，人都逃不過死亡的命運。另外，重要的人的臨終，對家人而言是無可取代的「生命教育」。

考慮到這些層面，**我更是堅信人在臨終時不需要醫師在場**。

回想起來，或許在祖母過世之時，「人死的時候好像不需要醫生嘛」，這樣的想法就已經在我心中滋長了也不一定。

這潛在的想法在我成為醫師，為許多患者送終之後逐漸外顯，我想，這其中存在著深遠的含意。

準備二八

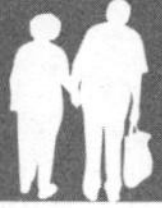

# 事先了解瀕死時會出現的徵兆～自然發生的生命反應並不可怕

人在去世前的過程中，身心會產生各種變化。

陪在身旁的人如果可以預先了解這些「瀕死時會出現的徵兆」，將能助你一臂之力，實現與臨終者無憾的道別。

**身心之所以會產生各種變化，是生命將盡之時十分自然的現象**。

這些動作在旁人看起來或許相當痛苦，然而實際上臨終者本人可能沒有那麼大的感覺，這可能不過只是人在步上死亡之路的過程中會發生的自然反應。

如果對於瀕死徵兆有所誤解，勉強叫醒患者本人，這樣的強制清醒可能引起患者的痛苦或疼痛。如此一來，最後的告別將可能演變成一場悲劇。

因此，為了度過無憾的生命末期，我還是認為大家必須先了解瀕死時會出現的徵兆。

其次，一旦有了這樣的知識，例如在「剩下最後八小時」的時間點，家屬就可以聯絡臨終者住在他處的兄弟姊妹，而**不致發生「怎麼走得這麼突然」「沒有機會做該做的」這樣的終生遺憾**。

另外，關於第五章提及的、給兒孫的「生命教育」，有了對於瀕死徵兆的常識，也能夠讓兒孫們不致對於死亡抱持無謂的恐懼。

因此，以下，我將順序說明臨終時幾個代表性的瀕死徵兆，以及家屬可行的對應方法。

## ◎臨終前約一個月

飲食過程中，吞嚥食物將變得困難，會出現噎住、嗆到的情況（吞嚥障礙），攝取的飲食量慢慢減少。

在身體像這樣處於無法吸收食物的狀態時，如果強制患者飲食，認為「如果不進食的話會更衰弱」，對患者本人來說只是受苦而已。

因此，請在患者本人想吃東西的時候，一點一點餵食他想吃的食物。順帶一提，冰淇淋和布丁等食物入口即化，容易吞嚥，從補充營養的觀點來說也很推薦。

如果患者無法飲用液體，可以讓他口含碎冰或冰屑，或是以溼紗布沾口以補充水分。

如果脫水症狀明顯，就有必要考慮使用點滴，然而目的充其量只是為了補充水分以改善脫水症狀。

因為患者食欲降低而打點滴以補充營養的行為則應該避免，理由詳見第三章。

因為食量降低的緣故，排泄量也會隨之減少。另外，因為肌肉鬆弛、肌力衰退的緣故，也可能發生大小便失禁的現象。

無法順利如廁對患者本人所帶來的煩惱，比家屬所想像的還要嚴重許多。

家人不需要以打哈哈的方式敷衍帶過，你可以同理患者本人心情，溫和地說明這是

「自然現象」，並且試著建議他慢慢開始使用紙尿褲。

有時候或許也會出現嘔吐的情況。

在生命末期，患者無意識地嘔吐或是失禁，是「排空體內穢物而後死去」的動物本能所引起，大部分的情況都沒有大礙。

另外，每天的睡眠時間漸長，總是處於昏昏沉沉的狀態，這也是自然的。患者的身體為了要減少活動的消耗，會以供給能量給重要臟器為最優先。因此沒有必要貿然地下結論，認為「白天一直睡，晚上不就睡不著了嗎？」而強行叫醒患者。

### ◎臨終前一～兩週

患者還能進行普通的對話，只是說出不可能、或是牛頭不對馬嘴的事情的比例會漸漸增加。

最容易出現譫妄（意識混淆，看見幻覺或是錯覺的狀態）或是瀕死現象的，就是這段時期。患者可能會突然說出前文不對後語的話，或是大聲叫喊。

這些並不是精神錯亂，而是人在死亡的過程中出現的自然徵兆之一。

對患者本人來說，這只不過是看見了腦中的回憶，在這樣的情形下脫口而出，陪伴者請盡可能體諒地接納。

另外，這段時期過了之後，患者可能出現無法理解你所說的話，或是即使理解，也無法好好回答的情況。

因此，如果你有想告訴患者的話，請盡早傳達，如果有需要再確認的事情，也請盡可能提早向患者確認。

如果有希望患者見上一面的人，也請聯絡對方請他盡早來訪。

除此之外的時間，請在如常的氣氛中度過即可。

### ◎臨終前兩～三天

到了這個時期，約半數的患者會出現「死前喉鳴」的症狀，患者在呼吸時，喉嚨會發出咕嚕咕嚕或是嗚咽聲。

一旁的人或許會感覺「好像是痰卡在喉嚨不舒服」，然而多數的患者並沒有清楚的意識，也不感覺痛苦。

如果在此時進行抽痰處理，抽痰的痛苦會驚醒患者本人的意識，可能導致患者產生嚴重掙扎抗拒的反效果，因此需要特別注意。

只要沒有呼吸停止的狀況，就還是把它視為自然現象，靜靜守護即可。

另外，也有患者會睜開眼睛、嘴巴睡覺，在這樣的情況下，請輕輕為他闔上眼、口。

也有患者會出現口腔中，或是嘴唇周圍比以往顯得乾燥的情況，此時請善用沾濕的紗布或是棉花棒，讓患者多少感覺舒適一些。

## ◎臨終前

到了臨終前七～八個小時，許多患者的呼吸會出現極大的變化。

最常見到的是下顎突出，亦即所謂「用下顎呼吸的情況」。另外，吸氣和吐氣的頻率也會變得不規則，呼吸可能停頓數秒至數十秒，也有患者用像是嘆息的方式呼吸。

到了臨終前五個小時左右，患者會手腳冰冷，手腳的皮膚會泛紫或是泛白。

同時，身體的中心及臉部會發熱、冒汗。這是因為身體將剩餘的力氣用於心跳及呼吸，也帶有「燃燒死亡時所不需要的全身脂肪」的意義。

無論是哪一項，都是人體在死亡的過程中發生的自然反應。

不過，在這最後的片刻，偶爾會有家屬備受刺激而改變心意。

即使在很早以前就與臨終者本人達成一致共識「不進行維生醫療」，尤其是在見到患者呼吸發生極大變化時，有些人便會拜託醫師「叫救護車！」「請幫他裝上人工呼吸器！」

當然，在這個階段已經無法確認患者本人的意志，幾乎所有的患者都已經失去意識，連痛苦也渾然不覺。

因此要留意，叫救護車的這個舉動是違反患者本人意志的維生醫療行為。

另外，**人工呼吸器一旦裝上了就無法拆下**。

即使是醫師，卸除人工呼吸器也會被視為殺人行為，在現在的日本是絕對不可行的。

再者，如果患者陷入腦死狀態，即使能以人工呼吸器勉強活命，大概一個月左右也會被院方強制要求出院。

也就是說，你因為受不了刺激而改變心意，為患者裝上了人工呼吸器，有可能造成你得一輩子眼睜睜看著你所在乎的人變成「植物人狀態」的後果。

如此一來，不僅患者本人不幸，連陪伴者都讓人感覺不幸了。

到了這個階段，家屬和醫師所有能做的都做了。再經過數小時之後，就不再能感覺到患者的脈動，來到送終的時刻。

請你溫柔地、溫暖地守護他。

準備二九

# 讓子孫也參與最後一程~生、死、生命教育的現場

如同第五章所述，臨終道別的場面，對活著的孩子、孫子而言，都可以是最好的「生命教育」。

這樣的時刻不但可以教導他們生命的重要和對死亡的尊重，臨終者甚至還能告訴他們**「安詳的自然死亡並不可怕」**。

因此，我都會積極要求患者的孩子和孫子們一起送他最後一程。

我會向他們的家長說明生命教育的想法，**從醫療照護、起居照顧的階段開始替每個人安排一個工作，請他們負責到患者臨終。**

說是安排工作，其實也都不是什麼大事。

「你，負責餵他喝茶或喝水喔！」

「你，負責為他按摩雙腿好嗎？」

「你，就麻煩你為他擦背囉！」

像這樣，分配他們一個人負責一件簡單的照顧工作。

在死亡被這個社會視為禁忌以來，能夠經歷這類體驗的孩子愈來愈少。當病房內的情況愈不樂觀，大人們愈會把孩子趕出病房，「沒什麼好看的」，隔開患者和孩子們。

如此一來，待在一牆之外的孩子們理所當然會覺得「死亡是可怕的」了。也有一些孩子可能會心生不滿，覺得自己被當作外人。

好好地引導孩子和孫子們參與臨終過程，會帶來很大的不同。

參與感在孩子們身上強烈萌芽，透過和患者共度生命片刻，關於重要的生命還有死亡，他們能獲得扎實的學習。

而藉由實際參與照護直到患者嚥下最後一口氣，他們也能和其他的大人一樣獲得「我盡力了」的無憾，並且「無礙地接受」患者的去世。

當然，如果眼前所見的死亡過於慘烈，或許也有孩子會臨陣脱逃。

可是因為自然死亡的患者多半都是寧靜而安詳，孩子們應該可以體會我從祖母身上學到的，「原來人的自然死亡可以如此平靜」。

這是發生在一位小學低年級的男孩子身上的故事，他是一位癌症患者的孫子。

在他開始幫忙照顧阿公的醫療照護和起居照顧之初，嘴裡常念著「你怎麼還不趕快死」「我要殺了你」，精神處於不穩定的狀態。

然而在一個月左右的照護、照顧還有最後的送終之後，聽説他在火葬場向爸媽一邊哭一邊説，「阿公變成了骨頭，對不對？長頸鹿和大象，都會像阿公一樣變成骨頭，對不對？我以後不會再殺害任何動物了，連螞蟻我都不殺了。」

我應該沒有必要多加說明，關於生命和死亡，這個男孩學到了多少，又產生了多大的改變。雖然我無從確認，然而我想，爺爺在天國看到孫子這樣的成長，應該是覺得非常欣慰的。

準備三十

# 臨終照護的片刻會左右你往後的人生～免於忌日症候群的祕訣

「一個人如何死去，會一直停留在遺族的記憶裡。我們有必要充分了解臨終痛苦的特質以及其對應方式。」

「臨終前數小時所發生的一切，可以療癒遺族的心，也可以讓他們永遠陷於悲傷之中。」

這是確立安寧病房（施行臨終照護的機構）概念的英國醫師西西里・桑德斯（Dame Cicely Saunders）所說的話，我也深有同感。尤其是重要的人臨終前的一星期，這段時間會為陪伴在身邊的人或是遺族留下深刻印象。

如果從臨終者本人的嘴裡說出許多懊悔的話，或是讓臨終者看出了自己的不滿或是辛苦，生者心裡或許都會湧上悔恨的念頭。

相反地，如果得以為臨終者實現「去世前的心願」，彼此開心地做到不留遺憾的充分溝通，**這樣就能留下幸福的回憶**。

如果希望你所重視的人的死成為幸福的回憶，深植腦海，並從中學習到一些對你往後人生有所助益的事情，**「患者去世之後的三十分鐘～一個小時」會是關鍵**。

一開始，失去所愛的人的悲傷會佔據你的全部心靈，這是理所當然的情緒。

只是，當這樣悲傷的波瀾乍然平息之際，我希望你能試著回想最後一、兩個星期自己所付出的。

有時候你溫柔傾聽患者的話語，有時候你支持著他去實現心願，一路陪伴到最後。

如果，他對你曾有過感謝或慰勞的隻字片語，那就充分表達了他對於彼此能夠共度珍貴時間的心意。

如果能夠像這樣察覺隱藏在自己內心角落的「滿足感」，一點一點地接受重要的人的死亡，之後自然也能夠一點一滴地整理自己的心情。

有人認為，當重要的人去世之後，可以進行「哀傷輔導（grief care）」以療癒遺族的心。

所謂哀傷輔導，是指陪伴在家屬旁邊，使他們得以克服悲傷、後悔或是空虛感。

然而，**我並不認為哀傷輔導非常重要**。因為，如果家屬能夠以我在本書中所說明的方式陪伴去世者最後一程，那就已經在自己的心裡做好了哀傷輔導。

因為如此，**「忌日症候群」也幾乎不會發生在他們身上**。

所謂忌日症候群，也稱為紀念日症候群，是指家屬在去世者的忌日、生日、結婚紀念日之時，因為思念故人而心情低落，身體不適的現象。

然而基本上，忌日反應的發生是建立在臨終別離的痛苦記憶之上。

如果去世者的臨終是以幸福的感覺刻劃在腦海裡，家屬因此能夠整理好自己的情緒，也就沒有理由引發忌日反應了。

當然，時光一去不復返，如果你對於過去陪伴家人最後一程的經驗至今仍留有負面情緒，請向醫師或是你身邊的人傳達你難過的心情。

從今以後請提醒自己，盡可能做到讓自己無憾的臨終陪伴。

準備三二

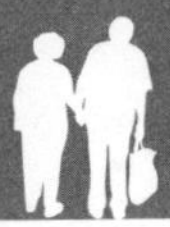

# 活用面臨死亡的體驗，積極向前～讓自己也能夠微笑迎接死亡

本書中曾經提及，在我的診所中，經常可以見到在患者去世之後，家屬圍繞著去世者拍照留念的景象。

你可以感覺，送終的場面幾乎沒有悲壯的氣氛，取而代之的，**幾乎都是家屬臉上自然流露的放下和安心，這樣的表情，來自於「已經盡力而為」的滿足感和自豪**。因為已經盡所能做，所以才照相留念。

如果現場沒有籠罩這樣的正面氛圍，家屬就不可能拍下照片。

如果患者是在痛苦中去世，家屬也感覺到深刻的悲傷和悔恨的話，連相機都不可能從包包裡拿出來吧。

如果有人不小心說出「我們拍個照留念吧」，應該所有的人都會破口大罵，「這麼慘，還拍什麼照片啊?!」

當然，能夠在患者去世之後為遺族按下快門，所有的家屬和我們工作人員之間的信賴關係也是原因之一。

然而我認為，家屬認為自己對於去世者的起居照顧、醫療照護、臨終陪伴都已經盡了全力，這一點才是關鍵。

而且，幾乎所有拍照留念的家屬都同意將他們這樣的私人照片刊登在書籍中，當我致電拜託他們的時候，他們都欣然允諾，「如果派得上用場的話，沒問題。」

我深深感覺到在他們的允諾之中，蘊藏著**「希望無憾的送終體驗，可以幫助陌生人或是下一位經驗者」**的信息

他們應該是全然接納了他們所珍視的人的死亡，也努力地積極向前走吧。我不由得尊敬他們。

有一天，你或許也會經歷你所愛的人的死亡。

請做好準備，讓臨終的別離無憾，如果可以盡力做到自己也能接受的照顧和送別，**就請你接下來一定要積極過好自己的人生**。

這不但是去世者生命的延續，也是跨出你自己微笑迎接臨終的第一步。

# 子孫自世界各地歸來，在家人守護下嚥氣的男病患

## A先生（七十一歲）的例子

A先生從之前入住的醫院出院，等著進入安寧機構。我在此期間進行居家醫療，探訪A先生為他進行診療。

一開始的前三天，A先生的情況非常良好。

雖然身體無法活動，但是心情非常樂觀，一邊和我聊著地面高爾夫球（ground golf）（譯註：起源於日本的平民運動。規則與傳統高爾夫球相近，在一般的公園草地即可進行，使用球籠而不挖洞，一支球桿及一顆球可進行）的話題，一邊笑著跟我說「能遇上醫生您真好」。

可是到了第四天，情況起了變化。他完全無法飲食，幾乎一整天都處於睡眠狀態，也出現呼吸不順的傾向。

因此，我向家屬表示，A先生的生命已經接近末期。

於是，A先生的孩子當然就回來了，甚至連孫子、孫姪輩都一個一個回到老家。

此時恰值暑假期間，因此，平常旅居加拿大溫哥華的女兒及外孫已經回到國內，得以馬上趕來。

另外，住在印尼雅加達的女兒及外孫也立即安排了機票，在A先生去世前一天趕到了身邊。

整整兩天，每一位孫子都克盡其職，替A先生按摩手腳、沾濕唇部。

他們充分理解我所說的，「如果氣氛沉重，爺爺也會感覺寂寞，你們大家一起幫忙炒熱氣氛」，所以他們有時候會開開玩笑，幫忙製造開心的氛圍。

那時候的景象，我打從心底覺得「他們大家可以齊聚一堂，真好」。

不久之後，A先生在女兒、孫子和孫姪們認真、專注的守護之下，靜靜離開了人世。

這次送終場面的主角，無疑正是A先生及其家人。這才是人臨終時應該呈現的樣貌，是非常令人讚嘆的最後一程。

我認為，去世者及其家屬像這樣「與最重要的人度過最重要的時間」是最棒的。

A先生的女兒說，「我能和自己的女

兒一起陪伴父親生命的最後片刻，真是太好了。」

對A先生的每一位家人來說，因為大家都盡力而為，所以這兩天的最後陪伴經驗對他們今後的人生一定是加分的。我這樣相信。

# 結語

轉眼間，我已經四十一歲，醫師生涯已過了十六個年頭。

我見證許多「同樣身而為人，真是令我憧憬」的活法和死法，從諸位人生前輩那裡，我學到許多。

然而，雖然說我陪伴了許多人走過最後一程，我自己卻還沒有為步下人生舞台做好心理準備。一旦大限來臨，或許我會慌張煩亂，和自己理想中的情況差上十萬八千里。

我希望，當我即將嚥下最後一口氣時，我的孩子或是下一個世代的人對我留下的印象是，「他活著時好酷，死的時候也是。」

人既然是動物，就注定了在一天天的生命中步向死亡。

可是，如果你想像自己是為了迎接更加美好的最後一天，而一天天努力修行，用這樣的心態來度日的話，每一天一定會更加充實。

我所尊敬的武將，真田幸村（別名真田信繁。日本戰國時代末期、江戶時代初期的武將，因在戰國時代最後一役之中以寡擊眾，正面擊潰德川大軍的英勇表現而被譽為「戰國時代最後的武士」）說過「一日一生」這句話。

每天都用「今天是我人生最後一天」的心情來努力生活的人，一定能迎接無憾的臨終。這是我做為緩和照護醫師所學習到的、非常重要的事。

醫院裡的醫師經常問我們這些居家緩和照護醫師說，「你們老是看著人死，有成就感嗎？」

可是，我們的心態並不是想目睹死亡的瞬間。

居家臨終見證了我們能夠協助患者在自己住慣了的家中，有更好的生活品質，直到最後一刻。也見證了患者、家屬以及我們之間所建立的信賴關係。

因此，重要的不是結果。大家一起共同度過更美好的人生，這段過程才是喜悅，才是我們身為醫師的成就感。

這數十年間，日本人在醫院去世的人數增加，與死亡正面相對的機會真的愈來愈少，孩子們也都被排除在珍貴的臨終場面之外。

這些孩子從未思考過生命的重要以及死亡，就這樣成了老師、醫師、護理師、僧侶和政治家。

然後，關於生與死，這些人也不深入思考，以至於將錯誤的判斷及教導施加在下一代身上，我們就陷於這樣的惡性循環。

我強烈地感受到，人們從今以後必須去親身經歷身邊的人的死亡，改變視死亡為忌諱的心態，做好心理建設，迎接臨終者和送終者雙方都無憾的「幸福死」。

我自己身為居家醫療醫師，則希望能夠提供人們體驗自然死亡的場面和機會，並透過演講和拜訪國中、國小的機會來傳達「生命教育」，以此作為我畢生的志業。

當這一群未來的主人翁長大之時，我希望日本已經形成大家能夠在日常生活中談論「生」「死」的大環境，這是我的夢想。

最後，我要衷心感謝所有患者，他們教育我成為真正的醫師，以及所有已經離世的患者，謝謝你們讓我透過陪伴你們的最後一程而變成一個更好的人，也謝謝所有從診所開業以來與我共享歡笑與悲傷的工作夥伴。

另外，我也由衷感謝 Makino 出版的河村伸治先生及相關人士，以及與我共同執筆的松尾佳昌先生。

本書若能成為讀者與家人或你所珍視的人之間共同思考「活得更好、也死得更好」的契機，對我而言就是無上的欣慰了。

二〇一六年十二月

筆者記

# 幸福死

## 面對死亡的31個練習，用你想要的方式告別

作　者—石賀丈士
譯　者—洪逸慧
主　編—林憶純
責任編輯—林謹瓊
內頁設計—李宜芝
封面設計—萬亞雰
行銷企劃—王聖惠
董 事 長
發 行 人—趙政岷
第五編輯部總監—梁芳春
出 版 者—時報文化出版企業股份有限公司
一〇八〇三台北市和平西路三段二四〇號七樓
發行專線：（〇二）二三〇六—六八四二
讀者服務專線：〇八〇〇—二三一—七〇五、（〇二）二三〇四—七一〇三
讀者服務傳真：（〇二）二三〇四—六八五八
郵撥：一九三四四七二四時報文化出版公司
信箱：台北郵政七九～九九信箱
時報悅讀網—www.readingtimes.com.tw
電子郵箱—history@readingtimes.com.tw
法律顧問—理律法律事務所 陳長文律師、李念祖律師
初版一刷—二〇一七年九月
（缺頁或破損的書，請寄回更換）

時報文化出版公司成立於一九七五年，
並於一九九九年股票上櫃公開發行，於二〇〇八年脫離中時集團非屬旺中，
以「尊重智慧與創意的文化事業」為信念。

國家圖書館出版品預行編目資料

幸福死：面對死亡的31個練習，用你想要的方式告別 /
石賀丈士著；洪逸慧譯. -- 初版. -- 臺北市：時報文化, 2017.09
面；　公分

譯自：人生 最後 笑顏 死　31 心得

ISBN 978-957-13-7082-8(平裝)

1.安寧照護　2.生命終期照護　3.死亡

419.825　　　　106011873



ISBN 978-957-13-7082-8
Printed in Taiwan